The Gift of Truth
The Inner Journey Of The Therapist

心理治疗中的真意

心理治疗师的心灵之旅

［意］毛里齐奥·安多尔菲 ｜ 著

刘 丹 陈 珏 段 维 陈依苓 杨泽云 郭亭君 ｜ 译

上海科学技术出版社

图书在版编目（CIP）数据

心理治疗中的真意：心理治疗师的心灵之旅 / （意）毛里齐奥·安多尔菲（Maurizio Andolfi）著；刘丹等译. -- 上海：上海科学技术出版社，2025. 1（2025.2重印）. -- ISBN 978-7-5478-6814-0

Ⅰ. R749.055

中国国家版本馆CIP数据核字第20249N40H0号

Translated from *The Gift of Truth: The Inner Journey of the Therapist*
Author: Maurizio Andolfi
© 2022 Accademia Press
上海市版权局著作权合同登记号 图字：09-2023-1152号

心理治疗中的真意：心理治疗师的心灵之旅
著：［意］毛里齐奥·安多尔菲
译：刘 丹 陈 珏 段 维 陈依苓 杨泽云 郭亭君

上海世纪出版（集团）有限公司
上 海 科 学 技 术 出 版 社 出版、发行
（上海市闵行区号景路159弄A座9F-10F）
邮政编码201101　　www. sstp. cn
徐州绪权印刷有限公司印刷
开本890×1240　1/32　印张8.5
字数200千字
2025年1月第1版　2025年2月第2次印刷
ISBN 978-7-5478-6814-0/R·3095
定价：88.00元

推　荐　语

如今有关家庭治疗的专业图书琳琅满目，让人目不暇接，但著名家庭治疗师毛里齐奥·安多尔菲的这本《心理治疗中的真意：心理治疗师的心灵之旅》依然别具一格，令人耳目一新。他主张心理治疗师要脱下专业的面具，成为真实的自己，与人们在更深的层面上进行更深入的连接；要分清楚问题是属于来访家庭的，还是属于治疗师自己的；要建立起内在的督导文化，利用自身的资源开展工作，及时、有效地自我暴露；在与来访家庭互动的过程中，要通过对家庭的理解来接近并经历他们的问题，与来访家庭共享彼此的情绪、失落、冲突和种种挑战。非常推荐！

孟馥
中国心理卫生协会婚姻家庭心理健康促进专业委员会主任委员

毛里齐奥·安多尔菲的《心理治疗中的真意：心理治疗师的心灵之旅》读起来很有"真"的感觉。我注意到，他在写这本书时已经步入八十岁的年纪了，我就在想，是否到八十岁才敢"真"呢？一个治疗师要多真，治疗才有意义？书中讲到米纽庆在九十五岁时说的一个观点：当木匠在给一块木头塑形，要将其转变为其他东西的时候，

"锯子、凿子、锤子和针，都只是用于进行转变的工具"。

大师们在耄耋之年总结专业人生时，都提到心理治疗师作为人的重要性和自我暴露在治疗中所起到的作用。大家可以把本书看作是在让你提前懂得，当触碰专业伦理界限时，如何尊重治疗师作为人的真实存在。这本书是心理治疗师创造性地利用个人资料来灵活开展工作的宝典，值得推荐！

施琪嘉
华中科技大学附属同济医学院教授
湖北省心理卫生协会理事长

做一个懂心理的人，而不是做一个懂心理学的人；把一个学派当成工具做治疗，而不是被一个学派当成推广工具；向大师们学习如何成为自己，而不是成为大师；帮助来访者离我们而去，而不是让他们一直需要我们。这一切加在一起，就是《心理治疗中的真意：心理治疗师的心灵之旅》。

曾奇峰
中国心理卫生协会精神分析专业委员会顾问
精神科医生

内 容 提 要

　　毛里齐奥·安多尔菲（Mzurizio Andolfi）是著名的家庭治疗大师，曾获国际家庭治疗领域的多项最高荣誉，在该领域有重要的影响力。

　　本书由安多尔菲所著，聚焦于治疗师的内在成长，回答了读者关于如何成长为优秀的心理治疗师的疑问，对于心理治疗师而言是不可多得的宝贵资源。本书首先介绍了治疗师培训的不同途径；接着借由作者的成长经历及其与众多家庭治疗史中的大师级人物的工作经历，详细阐释了学习、培训、直接督导和间接督导、自我督导对心理治疗师内在成长的重要性，以及安多尔菲对家庭治疗与家庭系统的深刻理解，并讲述了家庭治疗中各种工具和技术的运用艺术；最后则是安多尔菲的自传。透过本书，作者鼓励心理治疗师从人本主义立场出发，用真实的自己与来访家庭相遇，以真切的情感来体验和探索来访家庭，从而在疗愈来访家庭的同时获得治疗师的内在成长。

　　本书的读者对象为心理咨询师、心理治疗师、精神科医生等专业人士，以及心理学爱好者。

　　本书的出版得到国家精神疾病医学中心（上海市精神卫生中心）的大力支持。感谢国家精神疾病医学中心（上海市精神卫生中心）心理治疗学院陈珏主任积极组织翻译工作，协调各方资源，为本书的出版做出了重要贡献。感谢所有专家和译者在临床和教学工作之余，以极大的热忱投入本书的翻译和审校工作。

译　者

刘　丹　陈　珏　段　维　陈依苓　杨泽云　郭亭君

作 者 简 介

毛里齐奥・安多尔菲（Maurizio Andolfi）是一位享誉国际的大师级家庭治疗师和社会精神病学家。

安多尔菲1942年出生于罗马，1968年毕业于罗马大学，专攻医学和儿童精神病学，获医学博士学位。20世纪70年代初，他移居美国纽约，在阿克曼家庭治疗研究所和费城儿童指导诊所与萨尔瓦多・米纽庆（Salvador Minuchin）、杰伊・海利（Jay Haley）、詹姆斯・弗拉莫（James Framo）、默里・鲍文（Murray Bowen）和卡尔・惠特克（Carl Whitake）等多位重要的家庭治疗先驱建立了密切的专业联系，并在南布朗克斯和南费城为不同族裔的弱势家庭提供治疗。返回意大利后，他投身于家庭治疗的实践、教学和督导中，任罗马大学临床心理学教授、意大利家庭治疗协会主席、意大利罗马家庭心理治疗学院院长、意大利家庭治疗领域杂志《家庭治疗》（*Terapia Familiare*）主编等职，为欧洲家庭治疗协会联合创始人、西尔瓦诺・安多尔菲（Silvano Andolfi）基金会创始人。安多尔菲现移居澳大利亚西部，并创立珀斯（Perth）家庭治疗促进协会，在澳大利亚，以及亚洲和欧洲各地开展讲座和培训。

作为一位环球旅行的跨文化家庭治疗师，他的工作在全球范围内产生了深远的影响。自2014年起，安多尔菲前往亚太地区，推动亚洲家庭治疗的学科发展和人才培养，出席了2017年于吉隆坡举办的国际家庭治疗协会（International Family Therapy Association, IFTA）会议，以及2018年于中国台湾和2023年于中国香港举办的亚洲家庭治疗学院（Asian Academy of Family Therapy, AAFT）大会。2021年，安多尔菲家庭治疗中心在马来西亚吉隆坡成立，该中心积极传播安多尔菲的理念并大力开展多代家庭治疗。在安多尔菲的带领下，家庭治疗国际大会于2023年7月在意大利阿西西召开，会上发布了业界重要的家庭治疗宣言——《阿西西宣言》。

在50余年的临床和教学生涯中，安多尔菲因在儿童精神病学、家庭心理治疗和社会精神病学领域的杰出贡献，先后被授予1999年美国婚姻家庭治疗协会（American Association for Marriage and Family Therapy, AAMFT）伴侣和家庭治疗特别贡献奖、2016年美国家庭治疗学院（The American Family Therapy Academy, AFTA）终身成就奖、2023年AFTA荣誉会员称号及2023年世界社会精神病学协会（World Association of Social Psychiatry, WASP）荣誉院士称号。

安多尔菲有多部著作，包括《家庭治疗：一种互动方法》（*Family Therapy: An Interactional Approach*；1979年）、《家庭治疗的维度》（*Dimensions of Family Therapy*；1980年）、《家庭面具背后：僵化家庭系统的治疗性改变》（*Behind the Family Mask: Therapeutic Change in Rigid Family Systems*；1983年）、《阿特拉斯的神话：家庭和治疗故事》（*The Myth of Atlas: Families & The Therapeutic Story*；1989年）、《请帮助我与这个家庭》（*Please Help Me with This Family*；1994年）、《青少年之声：理解青春期心理问题的家庭视角》（*Teen Voices*；2013年）、《多代家庭治疗》（*Multi-generational Family Therapy*；2016年）、《跨代伴侣治疗》（*Intergenerational Couple Therapy*；2021年）和《心

理治疗中的真意：心理治疗师的心灵之旅》（*The Gift of Truth: The Inner Journey of the Therapist*；2022 年）等。这些著作展示了安多尔菲的治疗理念，为后来的心理治疗师提供了宝贵的资源和持续的指导。

安多尔菲的治疗思想具有系统-关系的特点，他认为家庭是儿童和青少年最好的"药"。他建立了多代家庭治疗模型——一种以创造力和人性为中心的干预体验模式，旨在与处于危机中的家庭建立联盟并进行工作。安多尔菲将儿童的问题置于家庭发展的背景下，将儿童视为解开家庭问题的关键，而不是症状的携带者，他甚至邀请儿童作为协同治疗师来一起帮助家庭。在治疗实践中，他重视心理治疗师的创新性、跨文化意识及对自我的使用，通过家谱图、家庭雕塑等治疗工具探索家庭过去三代的发展历史和家庭功能，发现过去的创伤与当前的问题之间的联系。

毛里齐奥·安多尔菲的工作不仅在学术上具有开创性，更在实际治疗中展现了巨大的影响力。他对家庭治疗的贡献，特别是在多代关系和系统关系方面的研究，使他在全球心理治疗领域中占据了重要的地位。

陈珏

国家精神疾病医学中心（上海市精神卫生中心）
临床心理科主任、心身障碍临床诊疗中心负责人
中国社会心理学会婚姻与家庭心理学专业委员会副主任委员
中国心理卫生协会婚姻家庭心理健康促进专业委员会副主任委员

陈依苓

国家精神疾病医学中心（上海市精神卫生中心）心理治疗师

参考资料

[1] Amorin-Woods D, Andolfi M, Aponte H J. Systemic practice in the time of COVID: conversations among culturally diverse therapists[J]. Aust N Z J Fam Ther, 2021, 42(1): 7–20.

[2] Andolfi M. The gift of truth: the inner journey of the therapist[M]. Italy: Accademia Press, 2022.

[3] Barletta J. An uncommon family therapist: a conversation with Maurizio Andolfi[J]. Contemporary Family Therapy, 2001, 23: 241–258.

[4] Cron E A. An interview with Dr. Maurizio Andolfi[J]. The Family Journal, 2000, 8(4): 419–425.

[5] Nicola V D. A relational dialogue with Maurizio Andolfi: master family therapist and social psychiatrist[J]. World Social Psychiatry, 2024, 6(1): 6–13.

中文版序

我读这本书时的第一感觉就是真诚：作者真诚地分享了自己的职业"旅程"，从专业选择与变更、家庭治疗的拜师求学、自我体验的心理分析、家庭治疗的个案实践、教学与督导等经历，充分展示了一个专业的家庭治疗师的成长过程，其中既有作者对家庭治疗发展的精辟总结和思考，更有真实而坦诚的自我暴露的心路历程。因此本书将会为家庭治疗的学习者带来丰富的专业学识和人生体悟。共鸣是我对本书的第二感觉。我也写过类似的文章——《我和我的主客观分析心理治疗》。在学医毕业后，我因为对心理治疗的喜爱而主动选择了当时不被看好的精神科专业，入职之初也被当时偏向生物医学的学术氛围所困惑；但我坚持了自己的方向，并坚定地投入了自己的热情，且至今不悔。在家庭治疗的学习方面，我也深受系统治疗流派、结构治疗流派和萨提亚流派的影响，这些流派都是作者的重要旅程之一。我现在的大部分工作也集中在家庭治疗的案例、教学及督导之中。

作者的一些观点对我很有启发，我深表认同。治疗师自己及原生家庭是学习和实践家庭治疗的重要资源，对自我精神动力学的分析之旅和对自己原生家庭进行探索的"寻根之旅"，对于家庭治疗师的成长都是必经之路，充分的自我了解是了解来访家庭的基础，治疗中适当的自我暴露也是自我资源的有益利用。虽然经典的系统式治疗强调治疗师要尽可能超然于来访家庭而中立，但也认为绝对中立是不可能的。正如第二控制论下"独立于系统之外的观察者是不存在的"，治疗师的经历、信念、假设、人格、情感等，都不可避免地参与到来访家庭系统之中。米纽庆等经验丰富的治疗师认为，治疗师需充分主张自己的专家角色，而非否认该角色的必要性，并应承担由家庭成员引发的治疗师自己的责任。

本书以详细而精辟的案例讲解、坦诚而鲜活的自我觉察为特色，作者在家庭个案治疗、教学培训及督导中充分展示了其深厚的理论功底、娴熟的技术运用，以及精妙的对自我资源的利用，尽显心理治疗之艺术。相信本书会帮助家庭治疗初学者顺利入门，协助成熟治疗师融通学术和自我而成"家"。

唐登华

北京大学第六医院主任医师

中国社会心理学会婚姻与家庭心理学专业委员会主任委员

2024 年 8 月 26 日

白发少年心

我眼中的毛里奇奥 · 安多尔菲

"在马来西亚吉隆坡市中心的饭店大厅里，我遇到了走出屏幕的大师Maurizio Andolfi。他穿着绣花白衬衫，脚踩布鞋，轻快地四处找人聊天。我几乎停止呼吸地在一旁盯着他，享受他在场的空气凝结感……"这是2015年我在脸书（Facebook）上的一篇文字，纪念第一次遇到毛里齐奥·安多尔菲（Maurizio Andolfi）时难以忘怀的震撼感。

在挤满人潮、争睹大师风采的大厅里，安多尔菲略为沙哑的意大利腔英语，配上极简风格的讲义（通常整个画面只有一幅漫画配上一行字，但其中的信息非常抢眼），很有视觉冲击感。

他放了一段他在南美洲国家哥伦比亚进行家庭会谈的录像。片中的单亲妈妈从头到尾哭个不停，十几岁的哥哥和妹妹誓不两立、死不交谈，父亲据说自哥哥出生就跑了。影片中，安多尔菲的座位靠哥哥很近，他直捣黄龙地问哥哥："你认为爸爸希望你出生吗？""你认为你的出生让爸爸妈妈分开，还是在一起？"一开始，哥哥当然说不知道父母怎么想；然而，当安多尔菲再问一次，哥哥竟然回答他认为爸爸不希望他出生，他害他的父母离婚……

我在心里默默倒抽一口冷气！

不是不可以问，作为一个家庭治疗师，我知道这正是哥哥心里想的事情；然而在一个陌生国家，第一次会谈，越过翻译，这么自然又直接地提问，仿佛这个问题是天底下最自然的问题，让人打从心底里佩服治疗师的气魄。更令人大跌眼镜的，当然是哥哥的直率回答，仿佛我心里的犹豫，通通都是小家子气的多虑。

接着，安多尔菲要哥哥当场打电话给父亲，约他出席会谈。哥哥二话不说打了电话，下一个镜头就是爸爸出现在门口。爸爸看起来很斯文，一点不像妈妈口中的负心汉。安多尔菲站起身和爸爸握手，爸爸坐下来加入会谈，很快表示他愿意做点事来帮这个家庭走出低潮。

妈妈的眼泪自爸爸进门后就没停过，但当安多尔菲要爸爸在一张纸上写下他愿意努力帮这个家庭的"合约"时，戴着棒球帽的哥哥从眼角流出一滴泪，被摄影机的特写逮个正着。随着哥哥的眼泪，我的眼泪也开始不听使唤。我从逐渐模糊的眼角余光，看到坐在我旁边的日本女教授忙着找纸巾。不过我决定依男人的风格，动也不动地坐着，默默让眼泪在脸上风干。

20世纪中期，当米纽庆（Minuchin）在费城儿童医院为刚刚崛起的家庭治疗奋战、争取专业定位时，年轻的安多尔菲就坐在前排，见证家庭治疗的崛起。他说当时他们深入连出租车都不敢去的地区，与最贫困的家庭工作，与家庭一起经历一般人无法想象的苦难。

2023年7月，我和同事们飞越半个地球，在意大利美丽的古城阿西西（Assisi）再次见到安多尔菲。现场一千多位与会者既有他的学生与同事，也有来自世界各地、和我一样的迷妹与迷弟，大家一起为他疯狂。当安多尔菲穿着红色西装穿梭在晚宴会场，我看到的是白发大师的外表下，一颗情感丰富的少年心。

"每个熟成的大师，就像陈酿的酒，一开瓶就满室生香。安多尔菲的风格混合着南欧意大利强烈而直接的情感，以及阅历全世界后练就出的深思熟虑的极简语言，使得他的治疗仿佛一记正中下腹部的太极柔拳，无可闪躲，直抵丹田。然后，累积多年的淤结突然化开，全身气脉随之通畅，全家人哭成一团，连看影片的观众都为之震撼、动容。"

　　如今他的书被翻译成中文，更多人将有机会认识这位家庭治疗瑰宝，谨以此文，在此向他致敬。

赵文滔
台北教育大学心理与咨商学系教授
心理咨商师、伴侣 / 家庭治疗师
若水学堂 / 台北关系研修学院讲师

译 者 前 言

触动心灵的大师

2024年7月7日，刚刚游历完卡帕多西亚（Cappadocia）壮美的玫瑰谷、令人惊叹的乌奇沙城堡，晚上我继续翻译、审校安多尔菲的新书《心理治疗中的真意：心理治疗师的心灵之旅》。

深入阅读该书的文字与深入理解其中丰富的意涵，总是让我欲罢不能。在微微发亮的天色中，我突然看到了书中的一个词汇：Cappadocia。对，就是我正在游历的、被联合国教科文组织列为世界遗产的地方。这个巧合让我非常兴奋！我看到安多尔菲在他不懂土耳其语、对方也不懂英语的情况下，如何在这个地方与人建立关系，发展友谊；也看到他在荷兰的家庭治疗工作中，如何极力坚持邀请懂得土耳其语的人来为从土耳其移民到当地的家庭当翻译，以便跟来访家庭一起，利用一张世界地图，在治疗室内开启重回祖国之旅。这个家庭因语言不通，难以融入新的国家和文化，八岁的儿子又因被诊断为注意缺陷多动障碍而需要治疗，全家都陷入困境和无措的状态。安多尔菲用他早年在卡帕多西亚的经历、土耳其语翻译和世界地图，构成了心理治疗中他与阿里一家沟通的桥梁。在家庭治疗后，阿里在学校和家中都发生了神奇的变化，他也帮助父母发生了改变。

安多尔菲享誉世界的专业声誉和杰出的工作成就源自其丰富的受训背景和独特的个人风格。安多尔菲生于意大利，早年在罗马拉斯佩琴萨大学(University La Sapienza)学医，后来接受卡伦·霍尼(Karen Horney)的培训，并进行了自己的个人分析，这丰富并整合了他的关系取向思想。因为当时的医学界把家庭仅视为儿童问题的源头，而安多尔菲非常抗拒这种把儿童问题从他们的关系世界中剥离出来的传统，故而选择放弃了严格依赖于儿童心理病理学的精神病学模式。他受到罗马神经精神病学研究所(Institute of Neuropsychiatry)玛拉·塞尔维尼·帕拉佐利(Mara Selvini Palazzoli)思想的影响，转而进入心理学的世界。自1972年移居美国，安多尔菲跟随众多杰出的精神病学家和家庭治疗先驱们进行学习，包括内森·阿克曼(Nathan Ackerman)、伊斯雷尔·泽维林（Israel Zwerling）、姬蒂·拉佩里埃(Kitty La Perriere)、佩姬·帕普(Peggy Papp)、萨尔瓦多·米纽庆（Salvador Minuchin）、杰伊·海利（Jay Haley）、吉姆·弗拉莫(Jim Framo；即詹姆斯·弗拉莫）等，并在后来成为他们的朋友、同事，甚至获得了终生的友谊。

2023年10月27日，在中国香港举办的亚洲家庭治疗年会（AAFT）上，我聆听了安多尔菲的演讲并现场观摩了他的工作，我被他无与伦比的治疗思想和手法深深震撼到了，恨不得记下他所有的语言和操作。茶歇时间，我冲到他面前说："我看到你的工作，太震撼了！你跟孩子们工作的时候，用了很多触碰的技术，给孩子们巨大的支持，改变了他们！"安多尔菲面带微笑，目光中饱含热情，安静地听我讲完，然后回应道："那么我也来触碰你！"说话的同时，他给了我一个大大的、温暖的拥抱！他立刻用行动回应了我的语言！他在支持我想法的同时，也给了我亲身学习的丰富体验！

工作坊结束后，我买下了他所有的英文书和视频光盘。他挑出其中的 The Gift of Truth: The Inner Journey of the Therapist，反复用右手示指点着标题告诉我："这一本，是我最重要的书。"翻译、审校完全书后，我理解了他字里行间的真意！对于本书书名的翻译，我和其他译者、编辑有过多次的沟通，安多尔菲既不是在讨论真理，也不是在讨论真相，而是在述说他五十多年作为家庭治疗师的真情实意！

本书不仅结构化地分享了他多年来培养治疗师的思路和方法，也以真挚的情感书写了自己作为在众多不同文化中生长、学习、实践、教学的心理治疗师的内心历程。两条线互相映照，深度探索了作为治疗师的人和作为人的治疗师的心灵世界的发展旅程。

深深感谢安多尔菲带给我们的触动心灵的礼物！也感谢段维、陈依苓、杨泽云、郭亭君的翻译工作。更要感谢陈珏极为出色的组织工作，让《心理治疗中的真意：心理治疗师的心灵之旅》得以快速与读者见面。读者在阅读过程中若有任何疑问和建议，欢迎联系我们。

刘丹 博士
亚洲家庭治疗学院（AAFT）院士
德中心理治疗研究院（DCAP）副主席
中国心理卫生协会婚姻家庭心理健康促进专业委员会副主任委员
中国社会心理学会婚姻与家庭心理学专业委员会副主任委员

2024 年 9 月 1 日于北京

英文版前言

　　长期以来，系统-关系心理治疗（systemic-relational psychotherapy）领域一直回避谈论真相的深刻和根本的价值。要谈论真相，就需要了解真相的人担负起显现真相的责任，从而避免真相被神秘化。在这个意义上，后现代思想（post-modern thinking）武断地认为现实是一种社会建构，而文化相对主义（cultural relativism）则否认真相。这两种思想都将治疗师的主体性（治疗师自己的价值体系，也可被称为他的道德）及其对真实性的寻找视为对问题理解的潜在威胁，甚至视为搪塞和权力施加。尽管很难想象完美的社会，但公正、真理和幸福的标准引导我们投身基于事实和共同价值的社会及家庭发展中，对抗**虚假新闻**及**真人秀**中对现实的歪曲逻辑。

　　本书希望概述知识的价值，以及针对人类治疗体验的治愈方法——治疗师能够脱下理论指导模型缝制而成的"工作服"，以便接触与理解那些把陷入困境的个人和家庭带到治疗中的深刻苦难。治疗师将口头表达、倾听、身体语言和动作为工具。当治疗师的内心世界和寻求帮助者的内心世界相遇时，这些工具会成为知识和转变的载体。对真实性的寻求必须在真意的相互赠予中进行加强，这意味着在相互暴露的过程中看到每个人的本质，并与其他人的本质相遇，从而打破社会和角色惯例的界限。当我们一方面摆脱了家庭的秘密和谎言

（家庭的虚假），另一方面摆脱了治疗师拥有"治愈之钥"的假设（治疗师的虚假）时，这种相遇就可能发生。治疗过程不是专注于按惯例解决表面问题，而是为了整个家庭的幸福，将整个家庭纳入转变过程，让每个人在此过程中都能不戴面具或卸下伪装地展示自己。治疗师的工作、他真正的专长是通过深入探索自己的内心世界，使自己在个人水平上向来访者开放，从而让转变过程成为可能——这将是治疗关系发展中的非凡资源。

　　本书探讨了心理治疗的艺术，从我在世界各地的不同发展阶段开始，既用了比喻手法，也是在现实中描绘我的职业旅程。我随后强调了在不同文化背景和机构环境中学习和实践心理治疗的方法。我的职业旅程由我的童年和青少年时期的经历引发，一开始我想要成为医生，然后想要成为儿童精神科医生，这些经历受到了第二次世界大战和个人家庭生活困境的影响。在决定永远脱下"白大褂"后，在接下来的50年时间里，我扩展了对家庭演变过程的理解。我的生活事件和存在主义式的转变与我在世界各地的治疗或咨询中看到的家庭事件交织在一起。这是一段发现导师的旅程，这些**家庭治疗的伟人**和我与儿童、精神病患者直接工作时所学到的东西一起，在个人和职业层面上，共同构成了我的知识和深刻转变的来源。这是一段深入了解许多家庭中的苦难和绝望的旅程。这些家庭正在寻找应对生活逆境所需的资源，寻找那些作为"灯塔"的人——在困惑和严重低落时期的引领者。

　　对于那些在机构或个人职业中与处于困境中的个人、伴侣或家庭工作的治疗师来说，这段旅程也是学习的过程。正如在治疗中我们寻找人的本质和真实性一样，我们也提议正在接受培训的学生及成熟的专业治疗师踏上同样的旅程，鼓励这两类人摆脱阻碍他们成为真正的自己的僵化的结构。对学生来说，他们经常受到严格的大学课程或过于正统的培训学校的灌输，这经常导致受训者难以发展批判性思维能力，并且不相信能够依靠自己的创造力。对于成熟的治疗师来说，其职业角色中治疗责任的分量往往导致他们难以信任自己从**人生学校**中学到的东西。这意味着他们可能没法利用自己过去的逆境和未解决的家庭问题，将它们作为现在生活和治疗的宝贵资源。

本书的中心章节概述了各种督导经历，无论是现场的还是间接的，或者是在咨询中的。这些督导探讨了治疗中的僵局，描述了克服这些问题的方法，并展示了从长远来看能够获得**内在督导**的治疗师的非凡转变——内在督导能够使他们进行深刻的内在对话。对家谱图的探索、对家庭雕塑的建构及家庭戏剧都是强大的工具，可以重新活现过去的创伤、痛苦事件和人类的脆弱性。所有这些都突显了在治疗和培训中运用动作、口头语言和非口头语言的价值，可以发现自我的新维度和家庭纽带。

团体可以被看作是培训经历的引擎、情感的容器和集体思想的运作者。当治疗师在深层的个人水平上暴露其治疗的困难时，团体为其输入言语或非言语的信息。来自不同文化、种族和语言背景的治疗师组成的团体，他们彼此陌生，但又创造了独特的学习经验，因为这个团体更突显了生活困境的普遍性，以及人们对爱与和谐的共同追求。

新型冠状病毒感染也与本书的写作有关，因为我是在西澳大利亚州长时间的封控中进行写作的。当时行动和临床活动都受到严重限制，因此不可能开展现场督导。这场可怕的流行病导致了严重的问题，社会限制又进一步加剧了这方面的影响，这导致面对面的会谈无法进行。因此，详细讨论在线心理治疗与学习的章节就变得很有必要且不可或缺。然而，即使面对限制，人们总是能够尝试创新、有创意和高效的方式，将限制转化为新的机会。因此，类似在线联络软件

（Zoom）这种技术的使用为发掘治疗关系和以前从未探索过的干预措施的其他维度做好了准备，即使它无法产生身体接触，或不足以亲近到可以通过眼睛来传达共情的语言。

这是一本谈论爱和治疗伦理的书，也是一本隐晦而强烈地谴责并拒绝接受主流精神病学思想的书。这种思想受制于**医学模型**的逻辑（常常伪装成医学科学的表述）和**循证**程序。可悲的是，这些思想与**人文科学**、源自人性的知识（通过文化、心理学、艺术、传统、代际联结和精神力量的视角而获得）相去甚远。它们不是在家庭的自然背景中寻找问题及解决方案的根源，而是基于诊断手册［如《精神疾病诊断与统计手册》第五版（DSM-5）］提出的"整形方案"来解决各种个体的精神病理问题，该手册倾向于将几乎所有的人类行为都归到精神错乱的类别。医院，包括医院内的所有程序和行政权力，成为处理试图自杀、抑郁或进食障碍等各种问题的主要且常常是唯一的治疗场所。家庭本身的理智和资源在制定精神病学干预计划时被认为是完全无关紧要的，特别是在最关键的危机时刻。可悲的是，它们既没有被充分利用，也没有被认真倾听。更不受欢迎和尊重的是关于人类脆弱性本质的感受和表达，如悲伤和不幸、对失去的哀悼，以及对衰老、孤独、愤怒等的态度。相反，这些感受可能被病理化，并被视为需要预防或消除的疾病。

本书汇集了我的思想和经验，同时也是向许多在机构环境中全心全意工作、能够在治疗中尊重人性、勇敢并称职的治疗师的致敬。这些治疗师挖掘了团结的力量，并一起朝着以家庭和更广泛的社会背景为基础的共同目标努力。对他们来说，在自己身上、在助人职业的迷人世界中寻找治愈的非凡潜力，已经成为鼓舞人心的使命。请注意，我尊重所有的性别形式，但为了方便撰写本书，我使用"**他**"代表所有性别，并无意冒犯。

致　　谢

　　如果要单独感谢所有与我有密切联系的意大利和其他各国同事们（在我作为受训者、培训师、督导师和教授的时候），这会是一份无法尽数的清单。如果要单独感谢我作为治疗师或咨询师时在世界各地遇到的所有家庭，感谢他们允许我分享他们的痛苦和希望，这份清单同样会无法尽数。唯一能够同时感谢他们的方式就是写下这本书，用爱和关怀的语言谈论他们。为了强调我们对幸福和人际纽带的共同追求，在描述他们生活中的重要事件时，我也描述了自己生活中的相关方面。

　　特别感谢瓦妮莎·埃斯派利亚特（Vanessa Espaillat）、薇拉·利西（Vera Lisi）、艾瑞欧拉·桑查库（Eriola Sanxhsku）、多米尼克·巴杜（Dominique Bardou）、蒂齐亚纳·布法基（Tiziana Bufacchi）、朱丽叶·费拉里（Juliette Ferrari）、玛丽·霍特韦特（Mary Hotvedt）、勒内·里克尔姆（René Riquelme）、葆拉·奥克斯（Paula Ochs）、约翰·蒂斯（John Thies）、基拉·亚维（Kiira Yarv）、本特·阿恩法斯特（Bengt Arnfast）、大卫·洪（David Hong）等，他们十分慷慨地为本书提供了灵感。此外，特别感谢洛雷娜·卡瓦列里（Lorena Cavalieri）、安娜·马谢拉尼（Anna Mascellani）和弗兰切斯卡·费拉古齐（Francesca Ferraguzzi）。多年来，他们在治疗和训练中

同样致力于追求真埋与真实。感谢找们的平面设计师安德烈亚·斯卡沃内（Andrea Scavone）的奉献与创意。

衷心感谢纳瑞娜·西杜（Narina Sidhu）。在一年多的时间里，她每个周末都与我一起把本书的意大利语版本逐句翻译成英语，非常专业地梳理与编辑这本书。在翻译的过程中，一些丰富的想法启发我们增加了几个简短的小节。而在此工作期间，洛雷娜为我们提供了美味的意大利餐。

目　录

案例清单

1. 治疗师个人发展的争议性问题

家庭治疗的两个灵魂：系统式起源和心理动力学起源

系统理论：从心智研究所到后现代主义

系统理论（system theory）诞生于20世纪60年代的加利福尼亚州帕洛阿尔托。在其建立的过程中，格雷戈里·贝特森（Gregory Bateson）及其原始团队［由唐·杰克逊（Don Jackson）、杰伊·海利（Jay Haley）、弗吉尼亚·萨提亚（Virginia Satir）和保罗·瓦兹拉维克（Paul Watzlawick）组成］做出了非凡的贡献。《人类沟通的语用学》（*Pragmatics of Human Communication*）（Watzlawick et al，1967）这本书广泛地描述了系统理论，从其基本假设开始，逐步解释双重束缚理论（double bind theory）。多年来，这一理论被认为是研究与理解精神分裂症起病的模型。然而，后来这一理论被否定，一场名为"超越双重束缚理论"的会议宣告了其最终的死亡（Berger，1978）。

实际上，系统理论从一开始就旨在观察家庭在此时此地的互动，使语境及治疗过程中交换的言语和非言语信息更实质化。这样一来，它们与精神分析和精神病学模型相比确实是一场革命——两种模型都使用不同的工具来描述个体内部的紊乱。最初，系统治疗师被认为在治疗过程中应保持冷静，避免用自己的情绪反应"污染观察领域"。当时的系统治疗师奉行纯粹主义（系统纯粹主义者），并且放大了中立的概念和"将个体置于括号内"（用当时的话来说）的想法，这往往忽视了感受和发展的历程，而这两者都是个体的"继承物"。他们甚至认为痛苦、悲伤、哀悼及其表达也是应避免或应保持距离的感受。

　　从1959年起，弗吉尼亚·萨提亚受贝特森和杰克逊之邀加入了帕洛阿尔托团队。她对研究人类沟通非常感兴趣，想要了解和终结家庭内部的功能失调模式。然而，她不同意"对个体的否定"，更不同意治疗中立的概念。除了是男性研究员团队中唯一的女性之外，萨提亚还是坚决提出这一想法的人：为了能够在生活中做出积极和负责任的选择，个体内在自尊水平是实现一致沟通的关键因素。人道主义取向、对身心联结的追求是萨提亚使命的基础，这也促使她在写下她的第一部历史性著作《联合家庭治疗》（*Conjoint Family Therapy*）（Satir，1967）后就离开了心智研究所（Mental Research Institute，MRI）。这一变化使她成为比格苏尔的伊塞兰研究所（Esalen institute）的培训主任，在那里她进一步深入研究格式塔（gestalt），认识了**人类潜能运动**的先驱者，包括弗里茨·佩尔斯（Fritz Pearls）、埃里克·伯恩（Eric Berne）和亚历山大·洛温（Alexander Lowen）。她从帕洛阿尔托团队的离开，以及1968年唐·杰克逊的悲剧性去世，对心智研究所来说都是重大的损失。在贝特森离开、随后在1980年去世之后，这个历史性机构逐渐转变为由保罗·瓦兹拉维克主导的短程策略治疗（brief strategic therapy）中心，告别了曾经充满研究热情的荣耀时代。

　　跟随系统理论铺就的道路，第二浪潮——控制论（cybernetics）

和主体间性（inter-subjectivity）的研究（Von Foerster，1982；Anderson & Goolishian，1988；Stern，2004）重新赋予治疗师作为一个完整实体的地位，它在治疗中不仅运用情感，还运用认知能力，并完全"成为观察领域的一部分"。然而，系统治疗师的主要途径仍然是倾向于优先考虑对人类现象进行心智上的理解。简单举几个例子，他们将假设、循环提问和治疗对话等手段作为了解人际关系的知识载体。这种倾向将随着建构主义（constructivism）和社会建构主义（social constructivism）、合作治疗（collaborative therapies）（Anderson & Goolishian，1988）及米兰方法（milan approach）的发展而进一步加强——**米兰方法**在博斯科洛（Boscolo）和切金（Cecchin）与霍夫曼（Hoffman）和佩恩（Penn）之间的对话中有所描述（Boscolo et al，1987）。对于这些学者来说，目标不是基于治疗师的偏见和价值观来影响寻求帮助的家庭。博斯科洛和切金提出的主张与意大利家庭治疗的第一位先驱、意大利家庭治疗的开创者玛拉·塞尔维尼·帕拉佐利（Mara Selvini Palazzoli）坚定支持的主张形成鲜明对比。在由毛里齐奥·安多尔菲在意大利索伦托组织的第一届欧洲家庭治疗大会上，塞尔维尼·帕拉佐利宣布她已"放弃策略式的治疗方向和中立的范式"。她并不高度评价中立派治疗师，反而赞美"一位专业且勇敢的治疗师能够在治疗中充分利用自己来接触并治愈家庭的苦难"（Selvini Palazzoli，1992）。不久之后，切金等提出不想在治疗中影响家庭，也不想对自己确信的事情"不敬"（Cecchin et al，1993），因此用不同的语言重新提出了中立的主题。根据这个在系统治疗师的领域中非常普遍的倾向，治疗责任兼具主动和动态的定位这一概念将隐藏在政治正确性的防御墙后面，前提是治疗师应避免做任何可能影响来访者或使治疗关系受到其自身偏见和价值观影响的行为。即使在治疗师的专家角色中，他的专业能力也不应受到强调，因为这可能会对来访者造成影响。甚至治疗师、父母或伴侣的个人责任的概念也不清晰。对于"责任循环（circularity of responsibility）"这一想法的强烈批判是，它可能会偏袒具有人际关系特征的家庭暴力并为其辩护。这样的批判源自20世纪70年代末由卡特（Carter）、帕普（Papp）、西尔弗斯坦（Silverstein）和沃尔特斯（Walters）领导的围绕女性项目开展的家庭治疗女权主义运动（Carter，Papp，Silverstein & Walters，1988）。

经验丰富的临床医生，如米纽庆（Minuchin）、利纳雷斯（Linares）、弗拉斯卡斯（Flaskas）和安多尔菲等，概述了治疗师需充分主张自己的专家角色、而非否认该角色的必要性，并应承担由家庭成员引发的治疗师自己的责任（Minuchin，1998；Linares，2001；Flaskas，2002；Andolfi，2017）——这一观点的假设是基于多尔蒂曾断言治疗师不可能是"价值无涉和道德中立"的（Doherty，2001）。相反，他必须能够面对伦理问题，同时尊重在治疗中的家庭的自主权和多样性。多年来，后现代主义的无节制，尤其是在家庭治疗领域已被多位学者（Speed，1991；Luepnitz，1992；Minuchin，1998；Pilgrim，2000；Linares，2001；Eagleton，2004；Andolfi，2017；Andolfi & Mascellani，2021）所谴责。巴斯卡尔（Bhaskar）等提出了一系列基于**批判现实主义**（critical realism）的思想，这些思想的假设关于"现实是一种社会建构"的断言是认识论方面的错误（Bhaskar et al，1998）。事实上，我们对现实的理解方式本身就是一种社会建构。类似的思想已经被翁贝托·埃科（Umberto Eco）提出，他提及**新现实主义**（new realism）是一种对后现代主义哲学的回应，也是对"事实并不存在，存在的只有我们对事实的解释"这一口号的回应（Eco，1990）。

我们相信，治疗师如果采用后现代主义视角，并告诉来访者他因严重的创伤或对突然丧失的哀悼所经历的痛苦仅仅是一种社会建构，将不会有太大的帮助。如果他还说他所处的世界同样是社会建构的结果，那就更不会有帮助了。现在的问题是，系统理论中的情感在哪里？例如，来访者（长期以来被描述为"被确定的患者"）的感受、家庭成员的感受在哪里？治疗师在处理心理病理、家庭创伤和自杀行为时的感受在哪里，又是如何被激活的？接下来的问题是，**如何**，以及**谁**来培训治疗师接触寻求帮助的家庭，以便帮助他们处理人类悲剧、创伤和突然的丧失？尽管在那个时代，将来访者的情感世界整合到系统理论中的做法遭到了强烈的抵制（如前文所述），但这在欧洲家庭治疗协会（European Family Therapy Association，EFTA）的第一次会议上出现了转折。该会议于1992年在意大利索伦托举行，主题为"**感受与系统**"，参与其中的是欧洲大陆和北美洲最著名的家庭治疗先驱们。这次会议的明确目标是重新将感受和情感纳入系统治疗师的世界，特别是那些长期以来偏爱口头言语（著名的循环提问）并忽视身体和面部语言的最传统的治疗师们。这些治疗师们躲在中立和纯粹主义的保护壁垒中，付出的代价是来访者或治疗师在主观感受层面上发生冲突和改变的治疗经验（Andolfi et al，1996）。

家庭关系的发展与心理动力学理论

家庭治疗运动从一开始就有了第二个灵魂，它是在美国东海岸发展起来的，尊重个体及其家庭发展史——这些在许多文献中都有描述（Andolfi et al，1989；Andolfi et al，1996；Andolfi & Mascellani，2013；Andolfi，2017）。如果《人类沟通的语用学》（*Pragmatics of Human Communication*）一直是系统治疗师的教科书，那么历史书籍《密集家庭心理治疗》（*Intensive Family Psychotherapy*）对心理动力学取向的家庭治疗师同样至关重要（Boszormenyi-Nagy &

Framo，1967）。不幸的是，这本认为"家庭的情感世界是基础"的书已多年未再出版。在这本书中，诸如惠特克（Whitaker）等写到了家庭治疗师的反移情和自由联想，指出了与精神分析类似的方法，认识到治疗师情感反应的治疗价值。更不用说那些在当时就已经发现个体发展和伴侣问题的代际模型的学者了（Framo，1992），他们的讨论始于自体分化的过程（Bowen，1978）及代际之间传递的隐形忠诚的分化过程（Boszormenyi-Nagy & Spark，1973）。

从地理上看也是非常遥远的（美国东海岸和西海岸）这些起源并未达成治疗水平或治疗师培训的共同发展。例如，我们可以讨论家庭治疗的先驱——杰伊·海利和默里·鲍文（Murray Bowen）之间两种不可调和的思想。海利称，在进行家庭治疗时，治疗师内心世界中发生的一切（尤其是他的情感反应）都是完全无关紧要的，治疗师必须提供更适合特定情况的干预策略，利用任务和技术来改变病态行为。这种策略式干预模型能够有影响力的部分原因是海利与米尔顿·艾瑞克森（Milton Erickson）接触了许多年（Haley，1973）。

另一方面，有着心理动力学背景的默里·鲍文从自己的个人经验中发现了来自家谱图的知识价值。1967年，他出其不意地在第一次**全国家庭会议**上以"匿名"为题进行了关于他自己家庭发展的展示。在20世纪70年代，他首次试验培训对家庭治疗感兴趣的精神病学家。他并没有教他们技术或干预策略，而是首先探讨了他们的家谱，然后提议让他们重新与原生家庭中不再往来的父母和/或兄弟姐妹建立联系。这些在周末真实完成的家庭访问是为了让这些精神病学家与自己的过去和解，并且学习代际家庭治疗的核心概念——正如鲍文及其流派（Bowen，1978）所实践的那样。

萨尔瓦多·米纽庆在他动人的文章《95岁，我生活的反思》（*At 95, a reflection of my life*）（Minuchin，2017）中确认了这样的技术并不是很有用，而真正的变革工具是治疗师这个人。为了做到真正的变革，他必须认识到自己是治疗系统的一部分，而不是中立的观察者。他用了一个极具启发性的例子：当木匠在给一块木头塑形，要将其转变为其他东西的时候，"锯子、凿子、锤子和针都只是用于进行转变的工具"。将近20年前的2000年，在罗马举行的一次关于**家庭治疗先驱**的历史会议上，米纽庆提出了**家庭治疗的拼布图**，即家庭治疗演变的历史示意图，该图基于治疗师在治疗过程中的主要或次要个人参与度，对温暖和冷漠的治疗师做出了区分。通过这种方式，他将我们带回到家庭治疗的最初阶段，即20世纪60年代，家庭治疗运动的两个不同灵魂在治疗师的个人立场上相互对立。一方面，有像阿克曼（Ackerman）、惠特克、萨提亚、鲍文、弗拉莫（Framo）和米纽庆等这样的**引导者**。另一方面，有像瓦兹拉维克、威克兰德（Weakland）、比文（Beavin）、海利和第一个米兰小组这样的**系统纯粹主义者**（system purists），他们受到治疗中立概念的启发，都采用了更加客观的态度。值得注意的是，在第一组中，有一些具有心理动力学背景的先驱经常会自行接受个人精神分析。这让我们注意到这样一个事实：为了有效地开展治疗，我们必须深入了解如何利用和整合我们的认知能力及情感能力，以便与家庭进行体验性的交流，而不是像第二组那样，认知能力（即"头脑"）被赋予主导地位（Minuchin，2002）。

不同治疗师对应的培训

根据已经描述的内容可以很容易理解，家庭治疗和培训的诞生、发展是基于完全不可调和的愿景。由于这样的分歧，该领域缺乏一个共享的理论体系和一个同质的且受到全员充分认可的培训项目。这可能是家庭治疗相对于更为连贯和固定的模型（如精神分析和认知行为疗法）而言的一个弱点。如果今天问系统治疗师，他们在多大程度上认为有必要采用个体治疗的方式以更好地完成工作，或者至少在专业发展中囊括针对个人的培训是否会有所帮助，答案可能会因其学派不同而大相径庭。信仰和实践如此多样化导致的混乱进一步加剧了最初的错误——将系统家庭治疗描述为一个容易从事的职业，无需长期的正规教育和培训，任何人都可以加入并开始实践。这与精神分析和精神病学相反，后两者是被广泛认可的文化和科学力量的来源，且这两个领域需要在长期专业化的训练后才能拿到医学或临床心理学学位。系统心理治疗的研究和实践略显荒芜，因为它没有受到任何明确的指导，不仅可以由受过专业训练的精神科医生、心理学家和社会工作者从事，还可以由专业护士和顾问从事。系统心理治疗更具挑战性，因为与家庭合作的治疗师不得不处理非常痛苦甚至戏剧性的情况，相比个体治疗或药物干预，这需要更高的胜任力和情感稳定性。

有趣的是，多年来，精神科医生在西方世界普遍远离精神分析培训和实践，转而选择医学/生物学取向的流派。尤其是在英语国家，临床心理学家已经被咨询师所取代，并经常被那些获得婚姻与家庭治疗硕士学位且训练有限的专业人士所取代。而社会工作者则感到缺乏动力，更多地转向领养和儿童保护领域。反思前述的治疗模式，我们可以说第一种旨在教授干预的技术和策略，而另一种则旨在让治疗师经历来访者和自己的成长与转变。因此，可以理解为什么个体治疗在系统治疗流派中不被认为是必需的，这一流派不太重视治疗师的个人成长。这样一来，在和痛苦的家庭工作时，治疗师更多地依赖于所学的技术而不是自己，这就增加了混淆治疗师内在世界和接受治疗的家庭世界的风险。缺乏自我反思能力和内在意识很危险，可能会对来访者和治疗师自身造成伤害，治疗师可能不知道如何保护自己免受过度卷入严重病态情况的影响。在这方面，惠特克经常告诉治疗师要注意在治疗中不要被家庭"吞噬"，要意识到即使是最混乱的家庭也有自己的内在凝聚力，并且经常会把一名经验不足的治疗师卷入到三角关系的游戏中（Whitaker，1989）。随着时间的推移，许多年轻治疗师在临床领域的脆弱性验证了这一点，甚至让最不愿意相信的学派也明白了开展个人训练计划的重要性，包括对受训者的家谱进行深入研究以加深他们对自己家庭的了解。在西方国家中，策略式治疗和更感兴趣于家庭发展过程的治疗之间的二元对立十分普遍，并且因为干预模型和临床实践的"全球化"，东方世界内也大范围地再次提出这一对立现象。在家庭治疗和认知行为治疗中，这些策略式方法对不需要治疗师个人训练的短程行为矫正模式更感兴趣。相反，心理动力学治疗更侧重于理解家庭的发展过程，以及关系的功能模式的转变。为了让治疗师能够反思自己的内心世界及自己在治疗中的个人参与度，他们需要愿意接受个体治疗的治疗师。

是否要从事，以及在哪里从事个体治疗

　　更具争议的是治疗师个体治疗的话题，包括内容及所需的时长方面。在家庭治疗刚刚兴起的时代，人们曾经默认，要想在治疗中处理家庭冲突和危机，就必须进行长期的个体治疗——当时这种治疗大多是心理动力学或精神分析取向的。个体治疗被认为对于那些既是治疗师又是治疗师的培训师的人尤为重要。可悲的是，多年来，即使是对于最有动力的治疗师，出于一系列原因，这种道德准则早已消失或被

修改。一个原因是，接受治疗是绝对不可负担的，尤其是对于一个身处不稳定且脆弱的工作环境中、收入通常不高的治疗师来说。正如之前提到的，在过去的几十年里，精神科医生是首批接受培训的人，他们的经济状况肯定比心理学家或社会工作者更加稳固。另一个原因是，如今个人培养有时是由了为学习而选择的机构所提供的，这也更符合所学流派的主要原则。在培训团体中解决自己的家庭问题可以让你了解个人发展的许多困扰，并反思你在重要的关系中的痛苦事件和仍未愈合的伤口。这种经历可以使受训者发生深刻的转变，同时也可以做好在治疗中以更多的共情和人性的方式与家庭相遇的准备。此外，因为受训者已亲身经历过，它有助于更多地以自然的方式、更少地以理论的方式了解家庭的发展过程。然而，多年的临床工作和教学经验使我相信，治疗师如果理解在学校中所接受的个人训练只是个人成长的基础，就会更愿意也更能够在培训后进行个体治疗，从而获得更多的专业性和更广的个人维度。在本书的后面将描述培训后的个体治疗如何与生活经验相整合，这是有关自己与他人的关系的真实知识模型。

尽管在同一机构与同一培训师进行个体治疗有许多优点和便利性，但我坚信在不同的环境中进行个体治疗很重要。从属于你所在流派的培训师中选择个体治疗师，或者不管怎样就选择那些与你背景相同的治疗师，这样可能会更一致，但风险是将自己锁定在你选择的模型中，以这样的方式提升到你自己的"归属教堂"。过度接近的另一个风险是，可能会出现混乱和混淆，因此不清楚谁扮演了教师的角色，谁扮演了治疗师的角色。在培训和治疗之间实现物理和隐喻上的不连续可能更有用。这样做可以在培训和治疗两个方面都引发重大的反思。此外，治疗语言和治疗文化的多样性可以像学习一门外语那样丰富。更复杂且绝对有害的是，虽然很偶尔，但是个体治疗的经历

（有时是精神分析治疗）会"明里暗里地"贬低家庭治疗。这会动摇你的信念，而你需要足够了解自己，才能避免被灌输改变自己家庭治疗师的身份。相反，更深层次地了解自己可能会丰富你的职业生活。有时，受训者会带着他们之前的或与培训同时进行的家庭或伴侣治疗的经验。这些经验通常会促进个人成熟和显著的成长，有时它们代表着接受系统治疗培训的最强有力的动机。

对于治疗师是否应该接受个体治疗及治疗的时间长度问题的回答可能因治疗师的学派和个人信念而异。一些治疗师可能认为接受个体治疗是必要的，因为它可以帮助他们更好地理解自己的情绪和心理状态，并促进个人成长和内省。然而，对于其他人来说，这可能不是必需的，他们可能认为通过专业培训和临床经验已经足够了解自己，并且能够有效地帮助来访者。

至于个体治疗的时间长度，这也取决于个人的需求和目标。有些治疗师可能只需要通过一段时间的个体治疗来解决特定的问题或挑战，而其他人可能会选择更长时间的治疗以获得更深入的内省和成长。在任何情况下，治疗师应该根据自己的需要和意愿做出决定，并且如果需要，可以随时调整治疗的时间长度。

总体来说，个体治疗对于治疗师的成长和发展可能是非常有益的，但是否接受个体治疗及治疗的时间长度应该由个人情况和偏好来决定。

培训师及其形成路径

那些担任教学职能的人必须掌握并维持内在平衡，以便清晰地界定培训与治疗之间的界限，本书将进一步描述这个内在平衡。那些在情感上保持一个明确的距离进行教学，且更多地从理论抽象出发，在认知层面上教授技术和干预措施的人更像大学教授。而大学教授和学生的关系大部分是通过头脑进行的，很少有超越这个界限并转变情境的危险。这种情况与那些倾向于教授"生活"的培训师完全不同，他们使用受训者的家谱图和家庭雕塑等积极的工具来观察他们的家庭关系。无论是在家谱的口头描述还是家庭关系的空间表现中，学员的情感都会被激活并参与进来，重新演绎自己生命循环中的重要方面（有时是痛苦或模糊的方面）。在所有情况下，培训团体都有一个重要的功能，即作为情感容器和集体思维。然而，培训师有责任坚守培训经验和治疗经验之间的界限。学习经验侧重于探索学员的家庭发展过程和对自我的使用，而治疗背景遵循治疗关系和设置的相关规则和契约，并且是基于完全不同的模式。只有当培训师已经获得足够的个人和专业深度、能力和自我意识时，他才能以得体和适当的距离与学员的内心世界建立联系，因而不会混淆学习情境和治疗情境。

从家庭治疗的开始，一些非常重要的家庭治疗运动先驱们，如鲍文、弗拉莫、萨提亚和惠特克，已经概述了年轻治疗师处理和自己原生家庭的关系中断与过度依赖是十分重要的。这些先驱者深刻地意识到，这些正在做治疗的受训者所面临的问题和僵局与他们仍然存在的家庭创伤产生了深刻的共鸣。正如我们将在第8章中看到的那样，该章重点关注治疗师的职业障碍，而根源往往是治疗师原生家庭中长期存在的发展障碍。多年来，一些学者已经提出将受训者的原生家庭作为他们自己培训过程中的主动资源（Braverman，1982；Benningfield，1987；Canevaro，2009；Cardinali & Guidi，2013；Cirillo et al，2013；Van Cutsem et al，2013）。他们以不同的方式概述了如何具体地激活这些资源、如何充分了解治疗师所处的僵局可能与其原生家庭未解决的问题产生共鸣。特别地，哈伯和霍利描述了一个原创的三阶段模型（Haber & Hawley，2004），介绍了如何让受训者的家庭成员参与进来并作为主动资源来帮助他解决自己的职业困境。

我坚信治疗师培训中的个人工作很重要，探索原生家庭的效果是无可争议的，但我必须承认，根据我多年前作为一名受训者的经验，一些培训师可能会无意识地在学习过程中将自己转变为学员的治疗师，这可能会对学员造成伤害。在这些情况下，讨论家谱图的团体或者邀请受训者的原生家庭一起参与的探索性会谈可能会被非常不恰当地转变为治疗性会谈。即使是对候选受训者的访谈，其目的是阐明培训项目的特点并评估候选者的动机，但如果以非常随意的方式使用有关候选者的家庭生命周期和家庭生活病理情况等信息，该访谈也可能被不恰当地转变为对受训者的临床评估。对于学习者和教育者来说，这引发了对心理治疗等职业的道德准则的反思。心理治疗必须基于经验和研究证实过的清晰边界，并建立在定义明确的训练模式上。那些有着教学重任的人必须接受长期的、聚焦于他们职业教学的形成性实践，一方面涉及科学学科，如医学和神经科学；另一方面涉及人文学科，如哲学、艺术、文化、灵性等。这种学习，再加上个体治疗的经验，应该能让他们在教师和临床督导师的角色中充分利用自己的专业自我和个人自我。

2. 导师的选择和我的学习经历

在高中学习过程中，我对那些把知识简化为需要学习和背诵的科目，或者将大量文学作品压缩成简洁的总结以便于考试的老师感到非常不安。与此同时，我着迷于能够"让思想飞翔"的哲学老师，还有在我们正从战争的废墟中重新发展起来时引入不同维度的美学和美的美术老师。那时，这已足够我做梦了。我不知道几年后，我会远离我的家乡去寻找导师。

从医生的医用包到乔瓦尼·博莱亚的教学

《黑色医袋的冒险》（*Adventures of a Black Bag*）（Cronin，1943）这本书是我年轻时的灵感，它促使我选择学习医学。这是一部比临床的叙述更富有诗意的叙述集。该书讲述了一位苏格兰医生如何处理生死、疾病和痛苦等基本生命感受的故事。这本书是激励我成为医生的动力，但在我的职业生涯中，我的所有医学研究最终都半途而废了。乔瓦尼·博莱亚（Giovanni Bollea），意大利儿童神经精神病学的教授和创始人，是我的第一个"指明灯"，他帮助我理解儿童及其心理和精神的痛苦，同时也是促进家庭幸福的非凡资源。通过他的教导，我首先成为一名医学生，后来在罗马拉斯佩琴萨大学（University La Sapienza）成为一名儿童精神科住院医生。我从儿童呈现出来的问题入手，迈出了朝向理解家庭发展的第一步（Bollea，1961，1995）。此外，从20世纪70年代开始，博莱亚意识到对于有责任治疗患有严重神经系统和心理问题的儿童的精神科医生来说，进行自我工作是多么有必要。因此，他提供了由儿童神经精神病学研究所（Institute of Child Neuropsychiatry）发放的奖学金，让住院精神科医生参加著名的霍尼派精神分析师文森索·莫罗内（Vincenzo Morrone）所带领的团体治疗。在本书后面的章节中，我将描述卡伦·霍尼（Karen Horney）和她在纽约的培训学校的主要思想是如何丰富并整合我对关系的概念化。直到后来我才明白，博莱亚及其学派的局限之一是无法摆脱医学精神病学思维，甚至无法摆脱克莱因学派在观察儿童问题时的态度。在这两种情况下，家庭完全被边缘化，或者仅被视为儿童问题的源头。我拒绝把儿童问题从他们的关系世界中剥离出来，我希望把游戏治疗（play therapy）从一种针对儿童的诊断和治疗工具转变为家庭游戏（family play）（包括家庭所有主要成员），这导致我放弃了严格以儿童心理病理学为中心的精神病学模式。这种思维的转变在参加了玛拉·塞尔维尼·帕拉佐利于同一时期在罗马的神经精神病学研究所（Institute of Neuropsychiatry）举办的研讨会后得到了进一步的加强。玛拉充满激情地谈到了她自己的思想转变和新发现，她开始考虑她过去仅与厌食症女孩进行个体治疗是错误的，并开始接受从家庭视角看待问题（Selvini Palazzoli，1997）。因此，我很遗憾地脱下了"白大褂"，因为我觉得它不再适合我，并放弃了儿童精神病学，转而进入心理学的世界。这种改变使我能够更自由地摆脱医学模式及其在临床方面的影响，从而研究发展问题和家庭心理治疗。在这种职业身份的转变中，我抛下了属于精神病学的那部分，但带着儿童及他们教会我且可能会继续引导我的东西前行，从事了迄今已有50年的临床和教学活动。

遇见内森·阿克曼

从我年轻时起，意大利对我来说就太小了。在这个领域，它能提供给我的资源非常有限，我想直接去家庭和系统关系治疗研究的源头。拓展眼界的第一个机会是我在1970年与内森·阿克曼（Nathan Ackerman）在纽约度过的一个月。他无疑是家庭治疗的先驱和先锋。与玛拉·塞尔维尼一样，他也在他的职业生涯中经历了重大的转变，放弃了多年来在儿童中开展精神分析的工作。他是第一个推动并激发我冒险进入家庭世界的人，让我从观察孩子作为家庭替罪羊（family scapegoat）的角色开始——这是他发明的一个隐喻，用来描述父母和孩子组成的原始三角关系中的扭曲（Ackerman，1958，1966）。从那时起，关系扭曲、伴侣冲突和儿童情感虐待往往是导致家庭寻求治疗的原因，也是家庭难以承受的痛苦和不适的根源所在。阿克曼是第一位权威的先驱，他绘制了一张地图，展示了有效且富有创意地应对这些家庭的方式。六十年后，在更加戏剧化和令人震惊的方式下，我们在治疗中面对着非常相似的家庭和伴侣动力，经过多年在全球各地的工作，我可以坚定地证实，儿童遭受情感虐待的悲惨现象是这种家庭中的一个普遍特征。

那是我生命中短暂但富有激情的时期，尤其是通过我的眼睛（因为我那时的英语水平有限），我得以理解他处理困难治疗情境的方式。那时我分别在两个不同的环境中学习：① 家庭治疗研究所（Family Therapy Institute），该研究所在他63岁突然去世之后的一年以他的名字命名；② 哥伦比亚大学（Columbia University），在此处他的工作重点是与厌食症女孩及其家人一起工作。他的治疗和督导方式非常积极，并在某些方面具有挑衅的性质。在与家庭工作时，他使用了身体接触和一种直接的、几乎催眠般的方式与孩子产生联系，从而放大家庭扭曲，特别是伴侣冲突。当时他的研究所内没有单面镜，阿克曼坐在同一个治疗室里直接进行实时督导。他偶尔会与治疗师一起离开房间，反思并讨论如何继续，几分钟后返回治疗室，继续与家庭进行工作。相比之下，在哥伦比亚大学，他与治疗师和观察员使用单面镜观看家庭治疗。在治疗结束后，他会召集家庭、治疗师和观察员到一个大房间，以反馈他们的意见和感受。可以说，他在几十年前就以一种非常独特的方式预见并使用了反思团队（reflecting teams）及治疗空间（Andersen et al，1995）。和他在一起的时光深深地刻在我的记忆中：他那迷人的个性，他用坚定而直接的方式来开展治疗，以及让儿童参与到治疗中，这在家庭成员和接受督导的治疗师中引发了重要情绪反应。我来自罗马的儿童精神病学系，在那里受到克莱因学派的强烈影响，以及有着在案例中进行非常复杂的、几乎是礼拜仪式的言语反思的临床流程。看到阿克曼在治疗和督导中自由地使用空间及改变情境和情感氛围，这对我来说是得到解放的体验。我为我受到的欢迎和有机会遇到阿克曼而深感荣幸，如果我对导师的初次搜寻延迟了哪怕只有一年，我将永远不会有这样的机会。

伊斯雷尔·泽维林与南布朗克斯

我第一次与阿克曼在国外的经历促使我两年后（也就是1972年），在完成儿童精神病学的专业学习后就移居美国。那时，美国家庭治疗运动先驱们的声音向欧洲传来。我非常幸运能够有伊斯雷尔·泽维林作为我的导师，可以说他是有史以来最伟大的社会精神病学家。他为我提供了一份在阿尔伯特·爱因斯坦医学院（Albert Einstein College of Medicine）进行社区精神病学研究的奖学金，这使我不仅可以在纽约，甚至可以在美国的整个大西洋海岸地区活动。泽维林来自南布朗克斯一个非常贫困的犹太家庭，他先是成为一名小学教师，然后成为医生，接着是精神科医生，最后成为一所著名大学的精神病学系主任。他认为家庭是进入社会领域的桥梁，并将社区视为让困境中的边缘人群康复的主要实验室。因此，除了培训精神科医生以外，他非常清楚培训警察的必要性，深知这个人类贫民窟中许多家庭的未来在很大程度上取决于警察对问题的理解方式，并且监狱几乎是许多有风险的青少年不可避免的命运归宿。他与家人一起生活在布朗克斯州立医院（Bronx State Hospital）内，他将该医院从隔离精神病患者的地方转变为开放和包容的机构。他勇敢的直觉和实验预示了几年后在欧洲发生的精神病学革命，其中包括英国的罗纳德·莱恩（Ronald Laing）和意大利的佛朗哥·巴萨利亚（Franco Basaglia）等。在泽维林的指导下，我开始在南布朗克斯的一所初中担任社会精神科医生，以了解暴力行为的个人和关系成分，并希望阻止许多有风险的青少年的犯罪生涯。这次经历在我的几部作品中都有提及（Andolfi，

1997；Andolfi &Mascellani，2013），它在我的个人和专业生活中都像是一座"健身房"，因为它使我了解许多边缘化青少年的暴力和犯罪行为的社会根源，以及主流文化中甚至公共精神病学服务中普遍存在的种族偏见。这种系统的方法对我理解家庭、学校和社会环境中的基本元素至关重要，这些元素使得脆弱易感的青少年更容易走向没有身份认同的犯罪生涯。这是我第一次亲身体验到，我的工作需要由在这种环境中成长的人来指导，他们可以担任准专业人士的角色，并在这些青少年所处的社区和学校之间架起一座桥梁。最初的这些多元文化经历为我多年后在西尔瓦诺·安多尔菲基金会（Silvano Andolfi Foundation）提出培训和使用文化中介的想法奠定了基础（Andolfi，2016）。同时，我加入了一个危机干预团队，负责在南布朗克斯的黑种人、西班牙裔和意大利裔社区进行家访，目的是平息家庭危机，并将患者转介到当地社区的心理健康中心，以免他们在精神病院接受昂贵而有害的住院治疗。

东海岸的家庭治疗先驱

要是介绍我在美国狂热地发展和参与临床活动时所参加过的机构，相关内容就会太多。在此我就描述一下那些与家庭治疗的不同先驱人物有关的最重要的经历，他们在个人或专业方面与我保持了多年的密切联系。在纽约生活期间，我开始在阿尔伯特·爱因斯坦医学院的家庭研究部门接受高级培训，与泽维林、舍弗伦、费伯等该领域的治疗师一起。同年，《家庭治疗之书》（*The Book of Family Therapy*）（Ferber et al，1972）出版，这本书汇集了最初以治疗师自身为中心的家庭治疗经验。此外，舍弗伦出版了历史性的著作《身体语言与社会秩序》（*Body Language and Social Order*）（Scheflen，1972），描述了身体语言传达的家庭和社会信号。同时，我加入了纽约阿克曼研究所的一个培训团体，该团体由姬蒂·拉佩里埃（Kitty La Perriere）和佩姬·帕普（Peggy Papp）指导。这两种经历都强烈地导向于发现和利用治疗师在临床活动中的个人投入。在这里，我学会了使用家谱图和家庭雕塑，这是在培训和治疗中新颖且有力的工具。我不仅仅学习了理论，在我年轻的弟弟自杀身亡后，我还亲身体验了呈现自己的家谱图并创作一件雕塑来捕捉我生命中非常痛苦的时刻的作用。即使在几十年后的今天，我仍然与几位曾扮演过我家庭成员角色的同事保持友好而亲密的关系。这凸显了团体的影响和情感参与。我还记得返回意大利之前在阿克曼研究所做的最后一个雕塑，我用身体语言和空间距离表达了我对回家的担忧和不确定性。这种类型的雕塑后来被称为"未来的雕塑"（Onnis，2017）。这些塑造和转变的经历仍然深深地印在我的脑海中，多年来我一直在谈论它们，并支持下一代学生使用家谱图和家庭雕塑作为他们强大的学习工具。我深信，我们自己亲身经历过的，并能够传递给学生的东西，让我们能够胜任教师这个角色，并赋予这个角色意义。

萨尔瓦多·米纽庆、杰伊·海利与费城儿童指导诊所

在那些年里，我开始与萨尔瓦多·米纽庆在20世纪70年代和80年代家庭治疗的真正圣地儿童指导诊所（Child Guidance Clinic）合作。我被录取为临床教师，米纽庆和海利指导我给家庭看诊。与海利

来解释自己的基本概念，这成为未来几代人的知识遗产。也许他的局限性与他周围几乎宗教般的环境有关。他绝对的中心地位，反而让他的追随者们不太能够与他区分开来。他的思想成为他所有学生都必须吸收的"圣经"，而且与米纽庆一样，他以绝对正统的方式呈现自己的理论模型。也许这两位先驱者的强硬也与他们在发展初期需要界定自己的文化和教学领域的边界有关。在乔治城大学（Georgetown University）与鲍文的相遇极大地启发了我，并且在治疗和培训方面给我提供了丰富的意义。他在平时教学的大礼堂里与我单独会面，他在大黑板上画出家庭三角关系，并向我解释他的基本概念。他充满敬畏地描述他的研究结果，特别是他最近在精神病学系得到的十分令人惊讶的实验结果。他开展了两组平行的培训，并得出结论：集中于自己的家庭和回到家中体验的精神科医生比那些没有这种经验的医生在治疗中更有胜任力，他向后者教授了他模型中最具技术的方面。我翻译并出版了一本关于鲍文的论文集，这本书名为《从家庭到个体》（Dalla Famiglia all'Individuo），概述了他使用家庭框架来处理个人问题的工作（Bowen，1978），至今仍然非常有用。毫无疑问，我们可以肯定鲍文是系统式个体治疗（systemic individual therapy）的先驱者，这一理论几十年后才形成。但与之不同的是，他的一般系统理论的基础是心理动力学概念，而不是控制论的原理。在接下来的几年里，休斯敦的家庭治疗学者唐纳德·威廉森（Donald Williamson）极大地丰富了鲍文的思想。他的成就首先是丰富了鲍文关于"我位置（I position）"的概念，将其作为个人自主性的一种实现。其次是他的代际恐吓（intergenerational intimidation）概念（Williamson，1982，1991），研究了成年子女对自己父母的情感依赖："只有克服了这种服从，你才能获得自己的个人权威！"威廉森曾充满热情地说道。

卡尔·惠特克与治疗师的内在世界

与卡尔·惠特克（Carl Whitaker）的相遇在某种程度上更加复杂和矛盾。我第一次见到惠特克是在纽约，当时他在泽维林的邀请下来到我们布朗克斯的团队中介绍他的工作。后来我在长岛的一次会议上听他报告了《荒谬的心理治疗》（*The Psychotherapy of the Absurd*）（Whitaker，1975）这篇论文。我对他的第一印象是，他与人保持着一定的距离，表现得有些冷漠、缺乏共情，并且让人有些不安。在前述的两个情境中，他都穿着运动服，并用一种刺耳的声音说话。因此，我不认为他有可能做我的导师。然而，几年后他被卡米洛·洛列多（Camillo Loriedo）邀请来到罗马访学，我遇见他后改变了主意。当时他给一位年轻的精神病患者及其绝望的家人做咨询，而我给他做从英语到意大利语的即席翻译。作为他的翻译，我被他非凡的能力所感动，他能够感应到患者的非理性世界，并创造一个使家庭中所有成员都积极参与的正常化环境。这是我与惠特克建立深厚纽带的开始，并随着多年来我定期访问威斯康星州的麦迪逊而加深。在我参加的所有心理治疗中，他都会把我介绍为他的意大利协同治疗师，而这些治疗从早上9点持续到下午5点，且无任何间断。为了让大家更好地理解惠特克，我可以列举一些非常尴尬的情况，比如有时他会在治疗中突然入睡，而我作为协同治疗师则被迫接手继续进行治疗。在我们的关系更深入和巩固之后，我们决定一起在罗马、布鲁塞尔、里斯本和约翰内斯堡举办研讨会。我们最后一次共同举办的研讨会是1995年在迈阿密举办的美国婚姻和家庭治疗协会（American Association on

Marital & Family Therapy）年会，主题为"当学生教导老师"。这是他在脑卒中（中风）之前的最后一次专业经历。不幸的是，这次中风使他长期残疾直到去世。因此，这次研讨会特别珍贵，它保留了我与他作为家庭治疗师的记忆。

在不同的论文中（Andolfi，1996；Andolfi，2017），我介绍了惠特克的思想、治疗方式，以及他对我作为治疗师的职业成长的影响。毫无疑问，他是临床上处理精神疾病的巨匠。惠特克讲述说，在年轻时的许多年里，他在纽约州的一个农场中长大，处于一种与社会环境隔绝的半自闭状态。这种社会孤立的经历可能使他对精神疾病患者的想象世界和非理性世界发展出特殊的敏感性，他将自己**疯狂的想法**作为一种自由联想用到患者和家庭的经历中。这对于我的个人发展而言是很重要的：观察和吸收惠特克如何描述治疗师的内心世界，以及从做治疗转变为做自己，并在治疗关系中保持真实。在与家庭的对话中，他非常直接，避免使用**双重思维**（double thinking）（即人们使用外交用语以避免在个人层面上暴露自己的方式），坦率且毫无自我审查地说出他的感受和想法，这也包括他对自己的绝对命令：分享自己疯狂的想法。然而，他希望能够一直做自己，不使用政治正确的语言，这让他首先在精神分析领域里被边缘化，因为他被重新视为"一种非理性的表现"，然后是在精神病学和心理治疗世界里被边缘化。事实上，精神科医生无法容忍他对家庭资源的研究，或者是他甚至坚持将最病态的家庭也视为正常，或者是他将药物干预置于次要资源的事实。根据惠特克的说法，心理治疗师过于忙于保护自己免受家庭情感暴露的风险，他们更喜欢对家庭作假设、进行学术讨论和提出干预策略，而不太关心与他们在更深层次上进行会面，以及与家庭带到治疗中的痛苦建立更深层次的联系。

凯伦·霍尼与我的个体精神分析师

　　我不知道自己是如何挤出时间的，但我必须承认在那些年里我还在纽约凯伦·霍尼诊所进行精神分析培训，同时也开展了自己的个人分析。通过研究霍尼的想法，我丰富了对自我的反思，这是心理动力学领域和系统领域都存在的较大的争论。特别是温尼科特（Winnicott）在他关于虚假自体（false self）的研究（Winnicott，1965）中，他概述了那些错误地将身份认同建立在满足他人的需要和欲望基础上的人，他们在主观上感觉自己是不值得的，就是俗话说的"我成为如你所愿的样子"。凯伦·霍尼广泛地论述了对真实自体（real self）的追求，以及每个人内部两种不同力量之间的挑战，其中一种力量是向上推的，你可以在其中发展出一个夸大性自体和一个理想化的自我意象（最典型的自恋）；另一种是向下推的力量，你可以在其中发展出一种被蔑视的自我意象，这将导致你的自尊心非常有限，如那些把自己描述成"仿佛每个人都能踩一脚的门垫"的人（Horney，1951）。霍尼在《我们内心的冲突》（*Our Inner Conflict*）中描述了自己的取向转变到了人际世界。在这本书中，她概述了每个人内部的基本冲突中存在的三种基本反应，即朝向他人、抵抗他人或远离他人。霍尼指出，这种冲突在神经症患者身上变得更加严重，因为这些人际反应无法以足够和谐的状态共存，而是变成了一种固定且无法共存的方式，从而对他们的生活产生负面影响（Horney，1945）。

　　作为一个一直对人际世界感兴趣的人，我决定通过体验精神分析沙发上的病人这一差异明显的角色来丰富我的认识——首先在纽约，然后在罗马。这最终成为一次非常培育人的内省自我的经历，需要接受长时间痛苦的沉默和无聊，以及需要通过梦境和意象与内在心理世界建立联系。在这段经历之后，包括我的治疗和在霍尼的精神分析学院的学习，可以说受益匪浅，不仅是个体治疗方面，我还能够将她的想法融入我的系统关系模型中。霍尼模型关注个人的文化和社会背景，并且以积极的视角看待人类及其内心冲突，这使我能够整合我从家庭治疗先驱者那里学到的东西。从很年轻的时候起，我就意识到有必要探索不同的学习领域，并从各种各样的启发来源吸收经验和想法，有时候这些来源彼此不同，甚至是相互对立的。因此，一方面，我对精神分析的内省非常好奇；另一方面，我在社会领域的工作帮助我理解暴力和边缘化的原因，尤其是许多处于风险中的青少年的身份困境。最后，家庭及其生命周期对我来说似乎是最好的框架，它能帮助我关注个体的问题、冲突及其与社会现实的关系动力。回顾我几十年前作为学生的经历，与今天选择接受心理治疗师培训的一代人相比，我感到非常幸运。我跨越各大洲去寻找我的导师，自己也没有钱。获得奖学资助后，我得以在国外专业学习。我非常谨慎地选择导师。我没有在自己家门口找导师，甚至没有在我的家乡找。当时还不存在互联网，我只能通过原始途径寻找导师。我选择导师的标准不是因为他们的亲和力，我选择他们是因为他们对家庭的不同想法，对治疗师角色的理解，以及他们的意识形态、信仰。我将不同人和不同模式的想法，有时是相互对立的甚至相反的，都纳入我的思想甚至情感世界中。我接受了长期的精神分析治疗，专注于我的梦境和内心世界。那时，我对关系的重要性充满激进的热情。即使很多年前我已经放弃了儿童精神病学，因为它太克莱因学派了，但我还是和我的前妻一起参加了克莱因学派的伴侣治疗。然而，我花了几年的时间将我学到的东西整合到我的训练和治疗中，从而找到适合我性格和治疗使命的道路。如果我选择了传统的道路，在特定的机构接受常规的长期培训以成为一名心理治疗师，我可能会冒着成为叛逆的特立独行者的风险和危及我对特定学派归属感的风险而挑战我的老师。相反，我遵循了"背叛总比被一种学派的原则洗脑要好"的座右铭。

初始学习之处：生活学校

我在很多地方都写过这一点：除了在正式导师那里以外，我还从儿童和精神疾病患者那里学到了很多。儿童的"神奇"思维教会我如何通过游戏和隐喻进行交流。精神疾病患者通过非理性的语言和他们**与众不同的看法**帮助我摆脱以逻辑思维和规范来衡量关系的方式。多年来，通过努力接触那些处于风险中的青少年，那些风险经常被隐藏起来或被否认，我大大丰富了自己的思想。我让他们引领我探索他们的内部人际世界，而不被他们症状性行为的噪声所干扰或恐吓。在我即将迈入80岁的门槛之际，我反思自己，并可以毫无疑问地确认生活是最主要的学习场所，这也是每个人通过自己的整个生命/存在历程中所经历的事件和逆境来锻造自己的生命力和复原力的主要场所。我在跨越了几代人的生命历程体验中，我学到了：面临的失败、获得的征服、生活的快乐、对爱的需求，以及产生痛苦和空虚感的对失去和分离的悲伤，这些都是在生活学校中可以被吸收的主要材料。它们比任何培训学校或任何个体治疗都更具有转化力，因为它们没有时间限制，并且在生命的过程中发展。最终，个体治疗可以被视为"一个发展的意外"，它是为了更好地阐述和理解我们自己的事件，而这些事件仍然是知识的主要来源。显然，因为生活经历确实对成长发展具有深远的影响，所以我们有必要去生活，并接受其中所有的痛苦和苦难，看到它们最终转化为生命的形式。本书试图陪伴读者在治疗师的内在旅程中学习如何充分利用自己，并从个人和专业经验的丰富源泉中汲取养分，从而更好地适应和理解我们在治疗中遇到的人们。

3. 两个家庭的遇见及自我暴露的使用

谁在治疗中

对**被呈现的家庭**的描述源自心理动力学思维（Tambelli & Zavattini，1996），它解释了在治疗过程中，寻求帮助的家庭和"治疗师内部的家庭"是如何共存并相遇的。齐尔普卡讨论了感受家庭的发展过程与获取家庭的内在意象是如何相辅相成的（Cierpka，2016），这指的是将家庭关系整体内化为更复杂的水平，而不仅仅是个体或二元关系的水平。在系统范式中，我们更加关注**行动中的家庭**（practicing family），即真实的、可观察的互动世界。在心理动力学方法中，更多的关注点放在了象征性的方面，以及被呈现的、作为一种内化的关系系统的家庭模型。在几篇论文中，我们写过对系统思维和心理动力学发展理论进行整合的可能性（Andolfi et al，1989；Andolfi，2017；Andolfi & Mascellani，2021）。只有当我们在会谈过程中观察到治疗师及家庭成员的行为，将其视为他们相互家庭集群（family grouping）的表达时，这种整合才成为可能。正如斯特恩所描述的不同元层次上的家庭集群（Stern，1995）。

与这些想法非常契合的概念是主体间性自体（inter-subjective self）（Stern，2004）和**关于我们的感觉**，正如埃姆德所描述的那样，他假设存在一个"**我们**"的心理类别（Emde，1991）。我们从这些理论中获益匪浅，但我们仍有与斯特恩的观点及与依恋理论整体上的分歧，即它们更关注二元关系和二元关系的组合。而我们更倾向于关注被描述为家庭剧本的跨代三元关系网络，这使我们能够从原生家庭的模式或表征开始来观察由家庭剧本所描述的多重家庭 互 动（Byng-Hall，1995；Andolfi et al，1989；Andolfi & Cigoli，2003；Andolfi，2017；Andolfi & D'Elia，2017）。家庭剧本使我们能够把握至少三代人的事件和现实，并在特定文化背景内以家庭神话的形式呈现（Andolfi，2017）。家庭神话是以难以察觉的方式发展的情景，它可能会规定关系角色和家庭成员的身份。如果它是灵活的，它可以促进家庭成员的健康发展。相反，如果它是僵化的，则可能会规定家庭成员做重复的、可预测的行为，从而阻碍家庭的发展并产生关系的扭曲。在治疗中，我们会关注家庭带来的剧本，这可能会激活与治疗师的内在家庭剧本相关联的情感反应，一些学者将其描述为情感共振（emotional resonances）（Elkaim，1997；Palazzoli Selvini et al，1989；D'Andrea，2003；Loriedo，1995；Onnis，1996；Andolfi，2017；Rober，2017）。治疗师可能对这种激活毫无意识，因为它可能是隐性或无意识的；或者相反，他可能完全意识到这些共鸣。显然，这两种反应的关系价值将是非常不同的。在没有意识到的情况下，治疗师可能混淆自己的关系反应与家庭带入治疗的冲突或抑郁状况。相反，如果治疗师能够认识到自己的情感反应，它们可以成为一种治疗资源，类似于精神分析中的反移情。

乔瓦尼和他的妈妈

让我们通过45岁乔瓦尼的临床案例来解释这些思想。乔瓦尼对母亲有着过度的依赖，而这种依赖对他与妻子的关系产生了负面影响。乔瓦尼顺从于支配型母亲的干扰，他无法与母亲分化开来。他可能会否认这一点，不理解或不重视伴侣关于婆婆给生活带来难以忍受的干扰的抱怨。尽管伴侣间的冲突是当前情感的三角关系的结果，但问题实际上源自过去，即乔瓦尼家中旧有关系的扭曲，而这种依赖关系被重新提出作为现在婚姻关系中行为的准则。

如果治疗师自己曾受到支配型父母的影响，且婚姻也因此失败，那么他的情感反应可能有两种。如果伤口仍未愈合且很痛苦，治疗师可能会偏袒妻子这一方，理解她因为丈夫依赖母亲而带来的婚姻困难，从而失去中立的立场。相反，如果他能够处理这个情况，并与自己的悲伤和自己婚姻失败的感受保持距离，他将能够倾听双方的理由，并与双方的苦难产生共鸣，而不会混淆他们和自己的苦难。如果他没有被自己过去的痛苦和苦难所麻痹，那么这些经历可以在当下转化为一种特殊的知识、一种力量，以及对这对伴侣所处困境的人性化理解。

抹消的遗忘，保留的遗忘

在一篇简短而珍贵的论文中，弗朗索瓦·鲁斯唐（Francois Roustang）提出了关于"如何处理自己的痛苦"的反思，并谈到了隐藏在任何人类痛苦背后的不可或缺的知识（Roustang，2004）。他概述了一条对于来访者或治疗师来说同样有用的方法。在意外、极其艰难的分离或其他丧失、创伤之后，我们每个人都会经历一系列心理过程以减轻痛苦——从否认事件开始，直到能够接受为止。但这种情况并不总是发生。你可能会困在一种**抹消的遗忘状态**中，这意味着你无法忍受某件可怕的事情确实发生了，而且这对你产生了巨大影响。我记得有一个父亲在其儿子死于摩托车事故的几年后来接受治疗。他因为感到不可忍受的痛苦而极其焦虑，持续在家人面前尖叫，要求他们帮他摆脱抑郁，并坚持认为他的儿子还活着，没有人能说服他。显然，对于他来说，已逝之子的母亲和妹妹的悲痛远不如他自己的重要，因为他认为他们无法理解"失去儿子对一个父亲来说意味着什么"。这与**保留的遗忘**大不相同——我们经历过的痛苦不会继续侵占我们当前的存在，并且也没有所谓的家庭等级，没有人有更多的权利对丧失感到痛苦。痛苦沉淀在我们存在的最深层，改变了生命的意义，并且可以转化为关系的力量，因为痛苦被允许在家庭世界的成员之间流通。

背景阴影

治疗师的过去经历可以镜映出家庭带到治疗中的体验，如突然的丧失、儿童虐待、移民、充满敌意的离婚、家庭暴力等重大事件。这些所有的情况都可能与家庭的情感反应和面对生活事件时的应对系统交织在一起。在这方面，我们完全同意惠特克与西蒙斯所描述的背景阴影，他们将其描述为治疗师或来访者过去体验的片段，一旦被意识到就会投射在治疗过程中的感受或说出的内容上（Whitaker & Simons，1994）。正如我们将在接下来的内容中看到的那样，培训、直接和间接的督导的一个关键功能是帮助治疗师意识到他在治疗过程中与家庭带来的情感冲击所出现的个人共鸣，并将其与自身生活的不良事件相联系，将障碍转化为治疗资源，从而帮助治疗师解除治疗僵局（Bowen，1978）。

职业面具：一种避免负面情绪影响的防御

正如之前提到的，阅读克罗宁（Cronin）于1943年出版的《黑色医袋的冒险》影响了我，让我选择成为一名医生。这位医生在关于自己在苏格兰乡村为病人上门看病的叙述中描绘了面对生死、疾病和苦难等基本感受时的人性。这种治疗疾病和照顾病人的方式激励我成为一名医生。

抵御情绪传染的白大褂

不幸的是，在我学习医学和接受精神科培训期间，我对人性、对患者或整个家庭的苦难表达关怀的愿望，遭遇了严重的挫折。在医学领域，没有空间和时间，甚至没有文化来反思患者及其人在面对严重疾病时的感受。我们可能还会质疑医护人员在病房里面对患者的苦难和死亡，或者在病理解剖机构解剖尸体时的感受。我们也可以思考一下，在精神疾病危机中为患者进行电击治疗的精神科医生可能会有什么感受。

事实上，白大褂是一种职业制服，传达了穿着者的能力，但它可能会成为一种职业面具，保护穿着者免受情感的影响。医学模式指导诊断和治疗干预以治疗疾病，但无法触及医生的情感世界和情绪共鸣，就好像这不是治疗的一部分，必须被妥善隐藏和保护。我花了许多年学习医学，并作为医学生在医院病房里实习，然后在精神科病房里担任住院医师。在这个过程中，我发现病人及其家庭成员，甚至医护人员的感受和人性的脆弱性很少得到关照，而且这个问题在医学文献中也被严重忽视。然而，医患关系应建立在相互信任和提供照护的基础上。对安慰剂效应的研究明确证实了，完全信任的关系及病人对照护者的依赖远比开具的药物更有疗效。

现在我们需要思考的问题是如何定义心理治疗，特别是家庭治疗。毫无疑问，心理治疗涉及对精神疾病和心理障碍的治疗，这些治疗不可避免地属于医学学科，特别是精神病学和神经科学。然而，与此同时，不可否认的是，在处理人的维度时，心理治疗可能不得不涉及人文科学领域，特别是心理学、哲学、文化、艺术、灵性、社会、种族和宗教背景。不幸的是，在西方世界，**医学科学**与**人文学科**之间的关系非常不平衡，医学模式和药物占主导地位，这些药物经过科学测试以预防或消除悲伤、不开心、缺乏性欲、对丧失的哀悼等问题。与此同时，我们面临越来越多的人类行为被病态化的情况，这些行为被认为是功能失调的，并被收录在DSM-5等手册中加以分类。正如我们在《多代家庭治疗》（*Multigenerational Family Therapy*）一书中所说的，药物和诊断标签的滥用已经影响了医疗和教育机构的思维方式，使一代又一代的专业人员无法超越个别患者的症状，将家庭分解为单个单元，而不是将家庭作为一个情感整体来观察。

治疗师的自我发展

对于从事深度心理治疗的专业人士自我发展的关注，可以追溯到西格蒙德·弗洛伊德的时代，他期望精神分析的候选人在接受培训时必须进行个人分析（Freud，1910）。我们可以确认这一传统在心理分析界已经持续保持了一个多世纪。我们已经描述了围绕家庭治疗师个人培训的争议。在本章中，我们将概述人本主义方法在关注精神/心理障碍及治疗师对自我的使用方面的作用，以及其对家庭转变的重要性。从20世纪60年代开始，弗吉尼亚·萨提亚和卡尔·惠特克作为人本主义方法的最重要代表，一直强调加强个体及家庭系统的积极性和生命力（Gurman & Kniskern，1991）。他们都描述了象征性体验疗法（symbolic experiential therapy），尊重这一疗法与众不同的气质及治疗师使用自己进行治疗的模式。萨提亚是一个充满感情的核心人物，寻求身体接触和对治疗空间的动态使用（Haber，2002）。惠特克则更为超然，从外周的位置观察互动，经常运用幽默至荒谬的程度（他的疯狂想法），并使用自我暴露。然而，他们都认为个人成长是心理治疗的首要功能。

对于萨提亚来说，治疗是一种深刻的体验，亲密而脆弱。在治疗中，治疗师以人性最本质的部分与求助者相遇，这需要治疗师有着高度的敏感性。正因如此，治疗师必须解决自己的问题，或者至少要意识到自己在与原生家庭的关系中存在的伤口，以获得一种平衡和一致，从而能够与来访者建立联系，而非使用投射机制（Satir，1967，1987）。萨提亚模式提出了治疗师自我发展的四个目标（Satir，Banmen，Gerber & Gomori，1991），这可以通过充分的培训来实现：① 增强自尊心，包括照顾自己的能力；② 能够做更多的选择、获得更多的自由，即"用内心的耳朵倾听，用内心的眼睛观察"，萨提亚称之为内在关注（interior attention）现象，并积极地感知世界；③ 在回应来访者方面具有不断增长的责任感：对来访者的需求做出共情、透明和不带偏见的回应；④ 一致性的发展（对于萨提亚来说，这是建立真正的、真实的治疗关系的关键元素）。一致性的第一个层次基于接纳自己的情感，并对其赋予价值；第二个层次基于和自己、他人与世界的和谐；第三个层次包括在精神层面与他人建立联系的能力。

从 20 世纪 60 年代开始，萨提亚融合了基于佛教和东方哲学的精神运动的思想，近年来这在西方世界以正念（mindfulness）的术语而成形（Tolle，1997；Kabat-Zinn，2018；Germer et al，2013）。越南僧侣释一行被认为是正念运动的奠基人，通过他的教导和书籍，这种冥想形式变得广为流传，并被证明在维护身心健康及处理许多医学和心理状况中都很有效，如《真正的家园》（*Your True Home*）（Thich Nhat Hanh，2011）。

惠特克把自己作为一个模范，用寄养家长的隐喻，交替扮演象征性的母亲或象征性的父亲，教导治疗师从使用技术**做治疗**到**成为治疗师**。他如此描述他的内心："我在舞台上扮演的角色是家庭治疗中的家庭成员们，这些角色同时也代表了我自己的家庭，即我作为家庭的父亲、母亲或青少年时期的儿子。实际上，我扮演的是自己对每一个角色的内化，他们开启了一个治疗的过程。在我的核心自我与另一个（家庭）在场时的共鸣中，我们创造了一种特殊的亲密关系，一种就像平行游戏中的相互影响。"（Keith，2015）萨提亚和惠特克建议的治疗目标超越了治疗症状或矫正功能失调行为的想法。他们指出探索这样的方式是很重要的：治疗师学会在治疗中使用自己作为改变的代理人，并提高自我意识和效力。为了实现这一点，培训者需要在他的专业自我和个人自我之间建立互动和协同，并在其中锻造自己的身份认同（Aponte，1994；Haber，1996；Timm & Blow，1999；Rober，2017）。

格里蒂和卡内瓦罗描述了家庭治疗师的职业选择和身份认同

（Gritti & Canevaro，1995）。他们概述了连接家庭治疗师的身份认同、治疗风格及职业选择之间复杂交织的纽带。治疗师的个人自我被他对原生家庭和文化背景的归属感，以及他目前的家庭、友谊系统和工作关系的水平联结所滋养。其职业自我的发展始于他的大学学习，并随着专业培训而持续进行，直至融入他的职业和机构网络。在塑造职业身份认同方面，来访者及其家庭的贡献同样重要，他们的承诺、动机和转变，以及长期的反馈，使得治疗师的治疗人格（therapeutic personality）进一步实质化和深化。

在95岁时，米纽庆进一步阐明了这一概念，他表达了以下观点："除了我对治疗艺术的理解外，归属感与获得多重自我在这些年来对我的工作也越来越重要。我们所属的系统、我们来自的不同文化和国家给了我们关于我们是谁的感觉，让我们感到被接纳，并代表了体验多重身份认同的方式。"（Minuchin，2017）这个复杂的交互分布图标志着治疗师的个人和职业发展中的事件及逆境被赋予了根本性意义，这些共同塑造了他的身份认同、存在主义议题和精神维度。

欧文·亚隆（Irvin Yalom）是存在主义心理治疗（existential psychotherapy）的权威代表，他将自己的职业生涯奉献于保持一种人性化和支持性的治疗心理痛苦的方法（Yalom，1980）。在心理动力学的个体心理治疗领域，他使用不寻常的语言开辟了一条道路，如《治疗的礼物》（*The Gift of Therapy*）（Yalom，2002）中所使用的**爱和同情**等词汇。这是他在《成为自己》（*Becoming Myself*）（Yalom，2017）一书中表达自己的方式："我的治疗工作中经常试验爱和同情，并尽我所能帮助患者在与他人的关系中解放他们的爱和慷慨。"与米纽庆、惠特克、阿蓬特（Aponte）、安多尔菲和其他初代创新者一样，亚隆采用了挑衅的语言，向他的大学生教授了与行为取向的讲座中所教内容完全相反的内容。"避免诊断，为每个患者创造独特的治疗，让患者与你相关联，做真实的自己。"（Yalom，2017）阿蓬特使用了受古希腊神话人物所启发的**受伤的治愈者**的隐喻，来描述治疗师的疼痛经历所带来的治愈力量，这在治疗和培训中都是显而易见的（Aponte & Kissil，2016）。他特别指出治疗师经历的不良生活经历导致他们能对他人的痛苦保持敏感和普遍的共情。从治疗师自己愈合的伤口中，产生了运用这些个人的脆弱经历来治愈他人的能力。这些经历被转化为知识的源泉，使他们能够认识并以共情的关系进入个人和家庭带入治疗的痛苦中。

自我暴露与治疗关系

自我暴露是治疗师可以采取的一种态度，旨在促进治疗关系，促进与家庭成员之间更真实透明的交流。治疗师个人生活的片段、过去的经历、道德观、信仰和价值观、情感困境、失败或成功、恐惧甚至梦想都可以在治疗中展现出来。其目标是与家庭呈现的同样个人化的且有时会引发冲突或痛苦的事情有共鸣，并通过分享真实经历促进改变。另一种自我暴露是当治疗师传达印象，或将治疗情况与他在另一个时期或另一个背景下曾经做治疗的其他家庭联系起来。这样做的目的是将所有家庭成员的注意力和好奇心转移到那些虽然对他们来说是陌生人，但与他们相似的人身上。我们越能转移注意力的焦点，就越容易克服阻力，促使人们对实际现实进行更开放的反思。为了使自我暴露产生积极的效果，需要在求助者和有责任接纳并有可能满足这一要求的人之间，建立起一个基于互相信任并尊重边界的安全和非评判性的环境。为了达到这一点，除了已经获得的扎实的临床能力外，治疗师还需要对自己有深入的了解并有自我反思能力，以评估为了达到治疗目标而暴露自己个人和专业生活重要方面的机会和正确时机。如果治疗师仅仅受到战略目标的驱使，所有的这些可能完全没有效果，或者会因为治疗师的自恋或过度关注治疗情景而引发伤害。让我们试着用一个例子来更好地理解这一点：即使出于好意，自我暴露也可能不适当。

一个创造距离的成功故事：诺埃米的自杀尝试

一位心理治疗师已经与诺埃米见面了相当长一段时间。诺埃米是一个年轻女孩，多次尝试自杀，感觉父母都不爱自己，因为数年前父亲的婚外情导致父母双方以敌对的方式分居。这两位曾经的伴侣持续进行公开的战争，并分别参加家庭治疗，诺埃米感到自己被困在两个火焰之间，忠诚也被分裂了。治疗师想要终止敌对行为，并提议举行联合治疗，目的是让父母能够将女儿的需求放在互相指责之上。然而，实现这一目标非常困难，因为双方都需要打破自己的防御墙。为了达到这个目标，治疗师想利用一些个人经历与家庭的问题产生共鸣。他自己曾经遭受过非常敌对的婚姻分裂，这给他的青少年女儿带来了巨大的危机。出于帮助这对疏远的伴侣为了女儿的幸福而重聚的愿望，他在父母独立出席的两次不同治疗中透露了自己的故事。他谈到了痛苦的分裂事件，以及随后为了女儿进行了艰难但必要的和解。实际上，治疗师无意识地提出了自己的成功故事，这与一个破碎的、感觉自己失败的家庭联系在一起，增加了双方父母的阻抗。他们感到治疗师无法站在他们的立场上，无法理解他们的困境，反而提出了自己的解决方案。治疗师在个人层面上暴露了自己，但他错误地评估了个人暴露的时机和方式，这反而使他与家庭之间的距离更加遥远。

自我暴露是人本主义心理治疗的一种关系模式，其中分享自己的人性部分是治疗联盟的基础。罗杰斯和朱朗德声称（Rogers，1961；Jourand，1971），自我暴露通过诚实、共情和对来访者的欣赏促进了治疗联盟的建立。一旦专家-来访者的阶层关系转变为更加平等和真实的关系，来访者在这一过程中就能感到自己有更多开放的可能性。尽管在治疗领域推崇自我暴露的倡导者有很多（Whitaker，1994；Bowen，1978；Framo，1992；Kramer，1980；Roberts，2005；Andolfi，2017；Hill & Knox，2002；White & Epson，1989；Anderson，1991；Yalom，2017；Zur，2007），但对于探讨来访者如何体验治疗师的自我暴露及这对治疗关系的影响的定量研究和质性研究却很少（Audet & Everall，2010）。此外，那些更加偏向认知和推测层面而非情感和经验层面的学者和学派认为，来访者必须受到保护，以免受到治疗师自我暴露的伤害，因为这种暴露太过个性化，更多地与治疗师的人格而非经过验证的研究联系在一起。另一个批评是治疗关系的伦理界限可能会面临被侵犯的风险，特别是在涉及种族认同、性取向、文化背景、宗教信仰等敏感领域时（Roberts，2005）。

毫无疑问，当我们选择摘掉职业面具，利用自己的个人和专业经验在治疗中进行交流时，我们会面临更大的风险。"远离关系，停留在自己的头脑中"是更安全的，如将自己局限于通过策略和处方来矫正功能失调行为，或是更多地依赖于适合当下情境的药物。然而，自我暴露的风险是非常具有相对性的，因为家庭成员的反应会引导治疗师朝着某个方向前进。正如亚隆和安多尔菲所言（Yolom，2017；Andolfi，2017），心理治疗是通过"在尝试和错误之间"来回移动从而进行完善的艺术。通过尝试开启新的关系维度并从与来访者的关系中不断遇到的错误和障碍中学习，我们成为经验丰富的治疗师。在这种情况下，相遇变得更加富有成效和同步，因为寻求帮助的家庭也在通过尝试和错误与我们共同成长。例如，我们之前提到的暴露自己婚姻分裂的治疗师可能会从两位父母的防御性反应中获得治疗的财富，并可能学会更多地处理他们的防御墙，而不是过早地提出破坏这些墙的方案。他可以会对诺埃米的父母说："我曾天真地想通过谈论我个人的经历来帮助你们。事实上，我并不知道，为了打破一堵墙，我们需要时间和墙两边的各方合作。只有这样，诺埃米才能自由地向前走。"

就像所有学科一样，学习如何与自己和来访者保持联结，始终需要长期且专注的培训。仅凭一颗善良的心和与人建立联系的天赋不足以使人成为一位熟练的治疗师。那些最终成为一种宝贵的人类天赋，是你投身于助人职业领域的动机基础。剩下的则是通过持续的、长期的临床实践教育来整合和掌握自身的不同组成部分；在认知和反思方面，认识自己的感受和经验领域。这种对自我的了解之旅，可能会使我们更倾向于自我暴露和其他的干预方式，旨在发现人性和创造性是我们治疗性理解和行动的基本组成部分。

显然，自我暴露有不同的层次，可以更表面或更深入地进行操作，这取决于治疗师在时间和治疗环境方面的敏感性和成熟度。在所有的这些情况下，我们所说的自愿性自我暴露代表着治疗师明确的、自我意识到的选择。然而，在治疗中我们揭示的许多东西是绝对无意识的，以至于克雷默在他的书《成为家庭治疗师》(*Becoming a Family Therapist*)（Kramer，1980）中声称，在治疗中不暴露自己是不可能的。即使我们试图成为完全中立的空白画布，我们也会透露出我们正在隐藏自己的事实，这可能被视为一种隐晦的信息。像一个空白画布那样行动，是一种非常类似于治疗师在会话中沉默的沟通方式，这是比语言更强烈的信息，表明沟通是不可避免的。

我越来越确信，自与家庭的第一次会面开始，治疗师的态度就透露出自己的人格，并引发家庭对他产生重大或轻微的信任感。他打招呼、欢迎人们、邀请他们坐下、开始与他们建立联系、微笑甚至是提问或倾听回答的方式都是一种沟通形式。家庭非常好奇和敏感，他们会立即对要打交道的人产生了解的愿望。他们可以观察办公室的装饰情况，以及治疗师的穿着、发型、手表、珠宝、鞋子、手袋等。我记得一个16岁的女孩在治疗结束时送了我一双五彩缤纷的袜子以示感激，她告诉我她从我们第一次见面开始就注意到了我的袜子，对袜子丰富的色彩和独特的设计印象深刻，这表明我是一个非常有创造力且乐观的人。在一次后续的治疗中，一位母亲愉快地告诉我，我保持了自己童真的部分，因为我在治疗期间总是手里拿着一个玩具。在治疗开始时，一个相当无趣的丈夫向我坦白说，他对我戴着的纳瓦霍美洲印第安人制作的银手镯印象不佳，认为这样的首饰对于一位教授来说非常不合适。但在治疗过程中，他重新评估了对手镯的看法："因为只有特别的人才能够认真负责，并用特别的物品来穿着打扮。"最近，在一次困难的伴侣治疗中，女方停下了互动，并突然笑了起来。她第一次注意到我办公室窗户旁的一块木板上写着一句普世真言"婚姻是一场彼此的误解"，这让她笑了起来，随之而来的是紧张的突然减轻。我可以举出许多其他例子，如刚才描述的例子，它们可以让我们理解，对于我们治疗师来说似乎微不足道的细节，可能会以不同的方式被一同进行治疗的人所解释和理解，从而揭示出我们自己的一些方面。

跨文化的自我暴露

我在意大利出生和长大，但我在其他国家的生活及长期个人和职业原因跨国旅行的经历，极大地丰富了我的跨文化意识和知识，增强了我欣赏不同语言、生活方式、价值观念、地域风貌的能力。这些人生经历在我作为来访者接受治疗、进行长期的专业教育和成为临床医师的过程中起到了深远的且转变性的影响，是我建立文化家庭治疗（cultural family therapy）模型的基础。正如多位学者所述（Andolfi，2004；De Nicola，1997；Falicov，1983；McGoldrick，Giordano & Garcia-Preto，2005），该模型将种族和文化背景作为理论基础及寻求治疗资源的出发点。因此，我们期望在大学和心理治疗培训机构中引入关于移民过程和跨文化治疗（migration processes and transcultural therapy）的教学计划。同样至关重要的是，与家庭工作的治疗师要暂时放弃自己的安全区，以探险者而非游客的身份旅行，去了解不同的社会、语言和家庭，并培养对陌生事物的好奇心和欣赏能力。

对世界不同地区和文化的广泛了解，使我能够在不同的治疗设置中使用自我暴露的方法，以缩短移民家庭与他们所居住国家的主流文化之间存在的情感上和阶级上的距离。同时我清楚地知道，我自己也属于后者，因为我是在西方世界出生和长大的。我可以分享许多类似的情境，但我只想描述几个具有共同点的例子：如何与边缘化的家庭建立治疗联盟，以及如何通过至少象征性地在他们的原籍国与他们会面来促成转变。

如何与桑蒂一起去印度，将拒绝变为合作

桑蒂是一位年轻的印度女孩，之前在《多代家庭治疗》一书中提到过（Andolfi，2017），她和家人从孟买移民到澳大利亚。她患有神经性厌食症，她的父母在如何对待她的疾病上存在很大分歧。我

与桑蒂第一次会面的情况非常特殊。我按计划应在一个家庭治疗中心与桑蒂和她的家人进行咨询，但当女孩与父母一起到达治疗中心时，她拒绝参加治疗，固执地待在候诊室里，似乎在说："没有我，你们也可以进行治疗。"在父母和治疗师试图劝说她参加治疗未果后，我面临着如何处理这种情况的难题，于是我选择在候诊室与她见面。

　　桑蒂身材纤细，看上去更像一个小女孩，而不是一个14岁的青少年。她低着头坐在候诊室的一把椅子上。我在她旁边的椅子坐下，直视前方，没有看向她，然后介绍了我的名字和我的家乡——罗马。稍作停顿后，我用一种非正式的方式问她："你知道罗马在哪吗？"过了一会儿，她用非常柔和的声音回答："知道。"得到她的回应后，我以一个好奇的旅行者的形象回应说："很多年前我去过一次印度。我坐公共汽车游览了南部，途经了你的家乡孟买，经过马德拉斯、科摩林角，然后往上走到果阿和浦那。"这时，女孩抬起头，好奇地看着我。我微笑着回应她的目光，靠近她说："我们一起上楼去帮助你的家人，你觉得怎么样？"桑蒂立刻站起来，欣然跟着我走进了治疗室。如果我没有暴露我来自罗马，如果没有介绍我从她的家乡孟买出发的印度之行，我与桑蒂的接触可能会更加困难。毫无疑问，她积极回应对我是一种鼓励，让我克服了被拒绝的心理困难，公开地邀请她在治疗中提供合作。

和阿里一家返回土耳其

　　阿里的家庭是许多移民到荷兰的土耳其家庭之一，他们在融入新的国家和文化的过程中经历了一段困难的时期，特别是由于他们难以用一种与他们的母语截然不同的语言来表达情感和价值观带来的困难。除此之外，阿里面临的问题需要接受精神疾病治疗程序，这让他们感到畏惧和胆怯，因为他们既不懂当地语言，也不懂医学术语。阿里当时8岁，根据DSM-5的诊断分类，他患有注意力缺陷多动障碍。在一次研讨会中，我被要求与阿里、他的弟弟和父母进行现场咨询。起初，有人向我提议将会话从英语翻译成荷兰语，这个家庭对荷兰语还算熟悉，但可能很难充分表达他们自己的感受。我对这个家庭、治疗师和参与的观众进行的首次自我暴露就是我坚决拒绝把土耳其语排除在会谈之外。即使在场没有人会说哪怕一句土耳其语，我也不愿意妥协。因此，我们给认识这个家庭的土耳其文化中介打了个电话，邀请他加入我们的会谈，这导致与这个家庭的咨询延迟了一个小时。这位土耳其翻译的英语并不流利，但这样做对这个家庭传递的隐含信息非常明确："你们对我来说非常重要，我想要在你们自己的情感和语言领域内深入了解你们。"这次会谈的开始无疑让他们感到惊讶，我的第一句话就奠定了**与他们一起踏上土耳其之旅**的基础。"今天我们不讨论阿里的多动症问题，而是要去你们的国家旅行，由阿里给我们带路。"然后，我拿出一张世界地图，请阿里指出父母双方的原生家庭来自哪里。甚至在开始探索他们家庭之前，我就打开土耳其地图，向阿里展示了我在他们国家游览过的所有地方。我讲述了很多年前发生在我身上的一件事，那些记忆深深地铭刻在我的脑海中。当时我正沿着一条碎石路前往卡帕多西亚，这是土耳其中部一个美丽的山区。我的车在一个非常偏僻的地方抛锚了，当地加油站的老板非常慷慨地帮助我修好了车。由于当时已近黄昏，他邀请我与他和他的家人一起吃饭并在他们家过夜，以便我第二天清晨再离开。这一切都发生在没有任何语言交流的情况下，因为我完全不懂土耳其语，他们也不会说英语。这个故事隐含的信息是我对土耳其深深的感激，以及土耳其人民的让人难以置信的温柔慷慨和好客之情。这种自我暴露使我得以进入这个家庭的故事和问题中，仿佛我就是他们家庭的一员，他们可以与我坦诚地谈论与移民过程有关的痛苦和磨难。也许这是他们第一次遇到了一个更关心他们本身而不仅仅是想治疗他们儿子症状的精神科医生。通过这种方式，我很容易就进入了这对父母的伴侣关系中，母亲包揽了一切，并为孩子们制定规则，而父亲却无法拒绝他们的任何要求或者对他们做出任何限制。由于父亲本身患有慢性肾病，他总是以一个需要被照顾的脆弱形象自居，刚开始是在他的原生家庭中，后来在他自己的家庭中也是如此。在阿里的帮助下（他因为扮演了他的家庭与我之间的桥梁而感到非常感激），我们得以帮助父母改变他们的角色，特别是挑战父亲让他放弃他在家庭中脆弱的自我表现，承担起自己的责任。从这个意义上说，这种改变在很大程度上来自阿里，他在家里和学校的行为都**神奇地**发生了变化。

身在巴黎，心在摩洛哥

　　一个从摩洛哥移民到法国工作的家庭来找我咨询。在巴黎生活了27年后，父母仍在为失去他们最深切的感情而悲泣。父亲哭泣是因为他失去了自己的父亲，这在他心里留下了无法填补的空虚，似乎只有小儿子无尽的爱才能弥补，这个10岁的儿子注定要肩负起父亲和他所有的痛苦。母亲的父母还健在，住在卡萨布兰卡。27年后，她仍无法释怀因远离生命中最珍视的人和事而带来的丧失，对她来说在异国他乡的巴黎像是过着一种"囚徒生活"。青春期的女儿塞尔玛有着马格里布人的体貌特征，但她完全否认自己身上的摩洛哥文化和身份。她称自己是百分之百的法国人，但她为这种分裂的身份付出的代价是生活在一种抑郁的状态中，曾多次企图自杀。在这个案例中，摩洛哥地图和家谱图同样是与这个家庭建立联系的重要工具。

像往常一样，我寻求与塞尔玛结盟，因为她是这个家庭前来咨询的原因，我让她带领我探索摩洛哥，她饶有兴趣地做了这件事，但她在情感上表现得很疏离以保持一种矛盾的立场。当我给她看我右手戴的一枚戒指时，她似乎很好奇，戒指上铸有柏柏尔人的标志，柏柏尔人是摩洛哥沙漠中的一个民族。我告诉她，这是我几年前在摩洛哥南部的阿加迪尔附近的一个村子买的，我非常喜欢它，就像我喜欢摩洛哥的美景一样。

在这种情况下，这对非常痛苦的父母感受到了一个治疗师对他们的接纳，这个治疗师甚至在自己手上佩戴了一块摩洛哥的饰物。也许这样，他们更容易倾听他们的孩子的声音。他们目前都被困在僵化的角色中：穆斯塔法是"完全的摩洛哥人"，而塞尔玛是"完全的法国人"。我进行的第二次自我暴露发生在当"我站在塞尔玛的立场上"时，我请求她让我坐在她的椅子上，以便感受她的感受。塞尔玛对这个奇怪的要求很好奇，但她还是允许了我坐在她的椅子上。这使我能够在她的家庭情感氛围中与她产生共鸣，并传达我所感受到的情感，类似于家庭雕塑中的角色扮演体验。这有助于减少治疗师所持的专家角色和与家庭之间的距离，让塞尔玛和她的父母摆脱平时的角色，以更多的情感距离来聆听和反思一个能够认同塞尔玛的重要他人在她的位置上所体验到的东西。我在塞尔玛的椅子上感受到的，也是我向这个家庭传达的是："我感到非常孤独，我想尽可能地远离摩洛哥。也许我甚至希望远离巴黎，不再因为来自卡萨布兰卡的所有痛苦而感到窒息。只有当我能感受到一些超越我父母的哭泣的东西，我才能停下脚步，扭头离开。"

治疗师生活事件的自我暴露

如前所述，暴露个人生活事件首先需要治疗师保持内在的自由和宁静，一旦治疗师能够通过时间的沉淀对这些事件进行阐述并与之保持必要的情感距离，就可以在治疗中暴露自己生活经历中通常是带有痛苦的方面。所有的这些都来自一个观点，即暴露自己的某些方面可以促进家庭成员之间变得更加透明和真实，他们可以利用这一点来克服关系的僵化并发现新的资源。显然，治疗师的自我暴露必须与家庭带来的问题同步和一致，并且必须在相互信任的语境下发生。我们用一个例子来解释。

改变必须从父亲开始

克劳迪奥是家中老二，也是最小的孩子，为了解决他的攻击性行为，一家人前来接受治疗。他们怀疑克劳迪奥吸毒并与危险的同龄人混在一起。这个家庭在当地非常有名，因为父亲朱塞佩是一名著名的记者，背负着的家族名声对克劳迪奥来说是非常沉重的，这让他在青春期感到十分压抑。第二个压力因素与家里的关注和照顾总是给予患有唐氏综合征的长女焦亚有关。克劳迪奥说，从很小的时候起，他就感到自己被忽视了。事实上，父母尽了最大的努力在焦亚的照顾和康复上，她在成长过程中也取得了令人难以置信的进步。因此，克劳迪奥成了"隐形的儿子"，因为他是"正常的"，而父母多年来把所有精力都放在了焦亚的成长和发展上，所以他必须自己处理所有的事情。

父亲经常指责克劳迪奥是个离经叛道的人，用轻视的眼光指责他明明拥有生活的一切，包括健康和财富，行为却如此不端。父亲和克劳迪奥之间的关系基本建立在相互指责的基础上，甚至在治疗过程中也会出现言语上的不断升级。这位绝望的父亲请求与我单独进行一次治疗，因为他实在不知道该如何对待自己的儿子。

　　根据我的个人经验，我认识到要改变困难的父子关系，必须从父母这一端开始（Andolfi & D'Elia，2017）。只有当克劳迪奥能够看到并真实地感受到他父亲的变化，他才能以不同的方式与父亲相处。我向朱塞佩透露了我和我大儿子之间的困难，他经历了动荡的青春期，他认为我对他的问题漠不关心，而这一切又因一段充满敌意的伴侣分居而加剧。虽然我不觉得我没有照顾好他，但考虑到我对他有完全的监护权，且我无法否认，作为一个公众人物，我的工作非常忙碌。关键时刻到了，我必须反思自己和我的优先事项，并且决定什么对我来说更重要：是我的儿子还是我的工作。虽然我说的是我自己，但实际上我也在向朱塞佩提出同样的问题，他非常专注地听着我的故事。我的亲身经历可以证明，一个父亲在精神上和实际上的在场对青少年儿子有多么神奇的影响。我解释说，我决定改变我的生活安排。以前我从不在午餐时间回家，我的儿子也已经习惯了放学后一个人在家准备午饭。持续一年的时间，我缩短了我的工作时间，以便回家和儿子一起吃午餐，我们轮流准备午餐，然后玩纸牌游戏。对我来说，缩短工作时间及来回奔波于家和公司之间的成本很高，同时我担心他会首先叫停我们像这样在一起共处的时间。结果相反，我对他的坚持感到非常惊讶。如果我迟到了，他会打电话给我，告诉我午饭已经准备好了，放在桌子上。这样的生活安排深刻地改变了我们的关系，我的儿子通过获得更多的安全感和归属感来回报我的付出。尽管这可能看起来是对一个成功经验的描述，但我讲这个故事的目的主要是揭示父亲的顾虑和困惑，以及他想要和儿子在一起的愿望。我真诚而清晰的分享向朱塞佩传达了充满共情和明确的信息。这隐含着对他作为父亲的建议，让他反思自己的优先事项，并与克劳迪奥一起做一些事情，以便让他放心，他比其他任何事情都更重要。朱塞佩也感觉到在他改变父子关系的计划中有了一个盟友，效果很快就显现出来了。仅仅几周后，克劳迪奥在一次家庭治疗中表示，他对父亲的变化感到惊讶。他用一种逗趣而充满活力的语气问我："你对我父亲做了什么？他看起来像变了一个人。"我同样简要地回答："我和他谈了谈当我儿子是你这个年纪时，我们父子关系出现的困难。"

17岁，徘徊在生与死的边缘

因凯蒂的自毁行为和多次的自杀企图，我在澳大利亚见到了她的一家。凯蒂是一对混血夫妇的第一个孩子。她的母亲罗斯是爱尔兰人，父亲彼得来自泰国。彼得是个杂工，相较而言他的社会文化背景不如妻子。14岁的小儿子盖伊与凯蒂的关系很糟糕，他认为是凯蒂让家里的生活变得难以忍受。在最初的几次会谈中，出现了以下一些关系动力。罗斯的生活重心主要集中在女儿身上，她经常观察凯蒂在家里、学校和同龄人中的行为，时刻担心出现最坏的情况。父亲彼得很少说话，忙于工作。在孩子的生活方面，相对于妻子，他处于边缘和顺从的位置。凯蒂有着父亲的外貌特征，是一个智力高于平均水平的女孩，但她很难控制自己的情绪和心境。她正在读12年级，但由于在学校感到无聊，不喜欢老师，也没有任何朋友，几个月来她一直拒绝上学。家人非常担心她反复出现的自毁行为。她割伤了自己的胳膊和大腿，还多次过量服用精神科药物以致危及生命。她的诊断结果从重度抑郁转变为人格障碍。就在我们的治疗开始前，她开车撞墙以致撞毁了父母的车，万幸她本人奇迹般地毫发无损。

尽管有这些破坏性行为，凯蒂实际上是一个非常聪明和敏感的女孩，她在童年时因多次遭受祖父的性侵犯而饱受创伤，而这些事情被她的家庭完全否认。此外，因为母亲在与彼得的婚姻中感到孤独，她从小就扮演着安慰母亲的角色。彼得早在几年前就背叛了妻子，与另一个女人有婚外情。这件事深深地影响了母亲，她曾把彼得赶出家门6个月后才允许他回来。

在治疗过程中，我与凯蒂的治疗联盟得到了巩固，因为我并没有把她当作精神病患者来对待。相反，我把她视为"家庭专家"。她从小就目睹了家庭的所有戏剧性事件。在父母分居期间，她成了母亲痛苦的情感容器和家里的支柱。也许，她多次试图自杀就是在寻找一种逃避这些过于沉重的责任的方式。与凯蒂结盟的另一个因素是她对意大利语的了解，以及她曾在两次住院之间独立前往罗马（也就是我的家乡）度假两个月，并称在那里感到很好、很快乐。我利用了罗马对她的健康所产生的"神奇疗效"，每当凯蒂想要表达她更真实的感受时，我们就会切换到说意大利语。这仿佛让她摆脱了母亲的控制，尽管她的母亲总是非常好奇地倾听着女儿口中她听不懂的语言。在两次治疗之间，罗斯给我发了一封很长的电子邮件，详细描述了凯蒂在一周内持续不断的危险和破坏行为，这似乎浇灭了我们的希望。

尽管我了解这个家庭的许多动力，也没有看到凯蒂的行为或其他三位家庭成员的态度有任何明显的改变，他们总是对家里可能发生的事情感到不安，最终我还是决定在见全家人之前单独会见凯蒂。与凯蒂的会谈时间较短，我决定向凯蒂透露我弟弟多年前自杀的一些情况。在与家庭的会谈中，我很少谈及这件事及这件事对我家庭造成的影响。事实上，在我的职业生涯中，我曾多次处理过许多青少年的自杀意念和尝试。但自从搬到澳大利亚之后，情况就更加严重了，因为澳大利亚是世界上青少年自杀尝试数量最多的国家之一。可以理解的是，当我倾听高风险的青少年和痛苦的家庭诉说时，我的思绪有时会瞬间回到我自己的个人经历上。与此同时，我相信自己已经达到了内在足够的宁静和距离，不至于感到不知所措，并且已经形成了一种内在注意（interior attention），就像萨提亚所说的那样，关注我在治疗中观察和倾听到的与悲剧性丧失这一主题相关的内容。我与凯蒂分享了我弟弟自杀的一些细节，比如他是在我结婚纪念日的那天从窗户跳下去的，我还提出了一个问题："自杀是一个个人选择，还是一个会牵连到你所有家庭成员的关系事件，让他们不得不一辈子生活在痛苦和内疚之中。"我必须补充一点，凯蒂在治疗过程中多次肯定地表示，如果她死了，她的父母会很快忘记她，并总结道："同时，他们可以把所有的爱都给盖伊。"我注意到凯蒂非常专注地听我说话，并积极地参与到这一深层次问题的交流中。然后，我邀请其他家庭成员加入我们。

临床经验告诉我，许多接受治疗的家庭在谈论他们孩子试图自杀的问题时都带着极大顾虑和情感卷入，谈及非常具体的细节似乎会让这些事件更像是现实，同时让家庭对此保持高度的担忧和焦虑。他们很少停下来思考，如果孩子真的死了，他们每个人会发生什么。好像进入"死后"的时间会产生太多的恐惧，最好"紧紧抓住生命"，停留在"生前"的时间里。

我要求这个家庭跳转到"死后"的时间，想象凯蒂真的死了："凯蒂现在和我们一起在进行治疗，但假设她真的死了，现在你们每个人能表达一下在凯蒂去世后自己的内心发生了什么吗？"母亲、父亲和盖伊都进入了这个象征和假设的维度，他们对这种无法衡量的丧失表达了深深的痛苦和悲伤。尤其是一直在幕后的父亲，哭得泣不成声，盖伊也克服了对姐姐一贯的敌视态度，流着泪表示自己不能没有她。母亲通常都有很多话要说，但她却显得非常震惊和颤抖，呆若木鸡，无言以对。这次会谈在没有进一步评论的情况下结束了，因为这是一场**爱的仪式**。几天后，我收到了这位母亲的一封电子邮件，这封邮件与她之前的邮件完全不同。令人惊讶的是，这是她第一次没有描述在她女儿周围发生的灾难。凯蒂在离开学校很长一段时间后决定重返校园，准备参加12年级的期末考试。几个月后，她通过电子邮件告诉我，凯蒂以99/100的高分通过了考试！第二年初，这位母亲写信给我，感谢我为她的家庭所做的一切，并告诉我，她与彼得的关系有了很大改善，而凯蒂已经搬到了墨尔本的另一端，在那里找到了一份工作。她每隔一段时间就会回家看望他们和外婆，她与外婆的关系非常亲密。但是，奇迹真的可能发生吗？

治疗中其他形式的自我暴露

我发现，来寻求帮助的家庭总是对其他家庭的治疗情况非常感兴趣和好奇，并表现出一种隐含的愿望，即与处于类似情况的其他人或家庭分享自己的困难和可能的变化。这种态度源于一种内在团结感和社会归属感。在我早期的一本书中（Andolfi et al，2001），对家庭治疗的长期随访研究证实了这种社会参与的存在。所有结束治疗的家庭都非常乐意参与这项研究，他们被邀请到学院接受一组研究人员的采访。访谈的目的是倾听他们的心声，见证他们在社会层面上的进步和改变。他们表示希望其他有困难的家庭也能像他们一样得到帮助。即使是那些由于各种原因而放弃治疗的伴侣和家庭也愿意接受电话采访，他们同样希望通过自己的观察来帮助其他潜在的来访者。

一个重复预约错误引发的有效治疗过程

多年前，一个非常尴尬的情况让我明白在治疗中讲述其他家庭的故事或变化是多么的有用。因为失误，我在同一时段重复预约了两个不同的家庭。这两个家庭都是因为上小学的孩子的问题来接受治疗的，其中一个家庭是首次会谈。他们一起出现在了候诊室里，我不知道该怎么处理。将任何一个家庭的会谈推迟一个小时都是不公平的，也很难选择先见哪个家庭。因此，我决定做一个全新的、可能会被视为不专业的尝试。我为自己的失误向他们道歉，并提议两对父母一起来到治疗室，而孩子们则留在候诊室。不过，孩子们不只是被要求等待父母会谈结束，而是要为治疗做出积极贡献。已经参加过多次家庭治疗的孩子要向另一个孩子解释这些会谈是关于什么的，以及他们如何参与其中。大致上，家长这边也按照同样的程序进行。在我的陪同下，已经在接受治疗的家长要向新来的家长解释这些会谈的一般情况、治疗目标、他们最终产生的重要变化，以及孩子们在会谈中的积极参与。这样做的结果对于两对家长来说都是非常积极的，他们在传递和接收信息的过程中感受到了温暖和相互信任，都认为本次会谈非常有启发和成效。对我来说，作为观察者倾听他们用自己的方式描述治疗也非常有趣。然而，更令人惊讶的是孩子们在治疗结束时表现出的喜悦和满足，以及他们最后的请求："我们真的玩得很开心，以后还能不能再进行这样的治疗？"在这次经历之后，我对其他治疗经历的自我暴露成倍增加。我发现，这对于谈论与儿童及其丰富资源有关的经历、青少年的怪异语言及其求救信号，以及许多移民家庭的适应议题或伴侣间看似无法逾越的僵局都特别有用。现在我想举一个关于自我暴露的例子，涉及一对伴侣多年来一直陷入僵局与不和的情况。

家长的学校和孩子的毕业证书

　　一位同事把一对60多岁的夫妇转介给我，他因无法帮助这对夫妇而感到困扰。这对夫妇在一起生活了40多年，养育了4个已成年的孩子，并且有了来自年纪最大的两个孩子的孙辈。这对夫妇住在澳大利亚的另一端，但他们非常愿意飞来见我，以摆脱一种似乎既不可能分开也不可能幸福地生活在一起的有毒的关系。我同意了和他们会面，但让我惊讶的是，在咨询前这对伴侣通过电子邮件向我描述了各自详尽的家族史。看完他们长篇大论的邮件，我感到他们似乎对伴侣关系已经不抱任何希望了。丈夫非常慈爱地描述了他们抚养孩子的过程，他仍然称呼他们为"我的小孩"，暗示着他作为父亲对孩子们的保护。另一方面，妻子遗憾地表示自己是一个不够称职的母亲，尽管她一直在保护和照顾着孩子们的所有需求。如果不是他们告诉我孩子们的年龄（最小的25岁），我会以为他们的孩子都还是青少年。丈夫是一家非常重要的临床研究实验室的负责人，他的三个儿子已经和他共事了好几年，但还未能完全自主地承担起家族事业的责任。据丈夫说，儿子们都在一流的大学学习，但这反而导致了他们对父亲管理实验室方式的批评。尽管有工作上的限制，但父母都认为孩子是家庭中最棒的部分。我质疑这四个孩子是如何在一对不断争吵的父母的陪伴下健康成长的。他们的治疗师容（Yung）提供的信息同样令人沮丧，但令我感到惊喜的是，这对夫妇不仅接受了我的邀请，愿意长途跋涉、花费不菲地来见我，还为他们的治疗师也支付了旅费和酒店住宿费！如果没有改变的希望，他们怎么可能做到这一切呢？如果要详细描述与这对夫妇两次咨询的内容，那就太长了。在这两次咨询中，我们处理了他们婚姻不和的症结，并提议在孩子离家后，他们的关系要在相互信任和尊重的基础上迈入一个新的阶段。这个提议需要妻子消除她多年来的怨恨，也需要丈夫放下他沉重的评判态度。丈夫形容自己是一个朴素的维多利亚时代式的人，一心忙于工作。他们的婚姻正处在一个非常重要的十字路口：要么选择建立全新且健康的相处契约来修复婚姻，要么选择放弃并最终分开。这两次咨询时间很长并且气氛紧张，其间涌现出了多种截然不同的感受。此时，我提出了一个几乎不可能实现的建议。我提议从他们的孩子们身上寻找可能帮助他们实现这一跨越的资源，因为孩子们是他们生命中最宝贵的东西。既然他们能够进行这样一次长途旅行，也许他们也能邀请他们身在澳大利亚各处的三个儿子和与家人定居在亚洲的女儿一起来治疗。我的请求是如此出人意料又难以实现，以至于他们俩都感到震惊，但同时也点燃了他们的好奇心，就好像在地平线上出现了第一缕曙光。我发现，在面对那些僵化的、看起来没有任何希望的人时，提出不可能实现的要求实际上是推动他们转变所亟需的动力。

　　两个月后，全家人都来了。四个孩子都接受了父母出乎意料的提议，但一开始他们对自己的到来是否有用还抱有很大的怀疑。女儿在治疗开始后不久就哭了起来，她说母亲从来没有接纳过她，因此她与母亲疏远了好几年。多年的临床经验告诉我，对于一对处于危机中的夫妇，最好先在子女面前去支持他们作为父母的角色，之后再介入他们之间的伴侣问题。女儿的眼泪为维持在亲职角色层面进行讨论提供了机会，母亲也分享了她的感受，她认为自己对孩子们来说不是一个足够好的母亲。这时，我通过引入一个新的话题创造了一个不连续的情境，以便让情绪得到缓和，并为停下来思考留出空间。

我开始讲述多年前我在墨西哥接待过的一个墨西哥裔家庭的故事。这个家庭让我想起了他们，尤其是在家族事业及孩子们在该领域的不成熟方面。这个故事描绘了这样一个家庭：父亲是本国杏仁采集和贸易行业的真正先驱。他凭借自己的才能，建立了一家蒸蒸日上的公司，并将自己的儿子们送到美国留学。孩子们在回国后想对公司的技术进行改造和现代化，逐渐将父亲从他亲手创建的公司中排除出去。同时，孩子们感到不被父亲认可和重视，尽管他们已经长大成人，但父亲仍把他们当作年幼的孩子。为了避免与父亲发生冲突，母亲保持了同样的态度来保护孩子们。这时，我提出了一个建议，在父母和孩子之间举行一个交换毕业证书的仪式。孩子们必须准备好毕业证书，在上面写明他们已经完成了作为孩子的学业，并接受由父母签名和颁发的认可他们作为成人的毕业证书。而父母则必须接受孩子们颁发的对于他们作为父母所做的出色工作的正式认可。

这个故事引起了大家的极大关注。故事讲完后，我也向这个家庭提出了同样的交换毕业证书的建议。在两次治疗之间，他们将有周日一天的时间来准备毕业证书，并带来参加下一次会谈。与第一次会谈的紧张气氛形成鲜明对比的是，每个人都带着一种不同寻常的幸福表情再次回到了治疗室，因为他们一起度过了特别而非凡的一天。治疗开始，我得知平时严肃冷漠的父亲提议周日去珀斯海岸附近的小岛罗特内斯特旅行。在那里，他们游览不同的海滩，骑着自行车环岛，这让他们重新发现了家庭中出乎意料的新的凝聚力。这次治疗中最令人感动的部分是为四个孩子颁发和宣读毕业证书。他们都充分理解了交换毕业证书仪式背后的象征意义，每个人都对毕业证书的内容进行了独特的设计和诠释。有一个人把标题写成了"家长学校"，这份毕业证书是对他们圆满地完成了父母工作的认可。另一个人的标题是"独立的毕业证书"，因为他变得独立，感谢父母帮助他达到这个阶段。
这个仪式的结果是，每个人都感到更自由、更平静了。母亲也得到了
孩子们的认可和确认，她是一个好母亲，但在这之前她的丈夫却没有
对她的这份工作给予足够的赞赏。治疗即将结束时，丈夫的举动让所
有人都大吃一惊。他深情地将妻子抱到自己的腿上，因为他想在多年
的身体和情感疏离之后翻开新的篇章。由于孩子们在这两次治疗中给
予了极大的支持，我提议在这对夫妇的农场里再举行一次仪式，他们
有幸成为见证人。母亲被要求烧掉她对丈夫、对自己的母亲，尤其是
对自己的所有怨恨的证据，把多年来滋生怨恨的所有物品、文件或照
片都扔进火里。同时，丈夫被邀请重新向妻子求婚，他需要将妻子作
为自己的优先项，并与自己在研究实验室的全职工作"离婚"，牢记
尽管这是一项非常重要的工作，但它并不是"不可分割的婚姻"。

　　到这一章，本书的第一部分就结束了，这个部分主要与我作为
家庭治疗师的培训和发展有关。从下一章开始，我们将转向培训
治疗师如何使用自我，如何使用自我暴露，以及如何将自身在专
业上的障碍转化为治疗资源。更概括地说，它描述了通过帮助治疗
师重新发现自己的人性和创造力，以服务于他们自己的"专业使
命"，即与带着困难来接受治疗的家庭相遇，帮助他们找到和谐与
幸福。

4. 在培训中使用家谱图和家庭雕塑

家庭发展的图解

家谱图以图形和视觉的形式呈现了至少三代人的家族史演变。它就像是一种"X线",展示了家庭中最重要的关系。鲍文是第一位使用家谱图的先驱:通过追溯一个家庭100多年的发展史,他发现了家族特征在代际之间的传递,并展示了如何勾勒出一系列现象,如不成熟的代际传递、自我与原生家庭的区分等,这些现象在后来成为他的理论基础。在著名的《匿名者》(*The Anonymous*)这篇论文中,鲍文以非常细致的方式呈现了自己的家谱图,阐明了以纵向追踪的方式来研究家庭对来访者和治疗师的重要性。治疗师可以通过研究自己的家庭史,学会与接受治疗的家庭建立重要的联结,避免将生活经历和家庭事件对自己的影响投射到来访者身上(Bowen,1978)。许多学者对家谱图的使用进行了说明,家谱图已成为世界各地的治疗师在私人执业及机构设置中广泛采用的评估家庭功能的有效工具(McGoldrick & Gerson, 1985;Guerin & Pendagast, 1976;Montagano & Pazzagli, 1989;Walsh, 1982;Byng-Hall, 1995;Onnis, 2010;Andolfi, 1979, 2017;Viaro, 2006;Sorrentino,

2008；Cirillo et al，2011）。

从图形上来说，家谱图由一些代表人物的方形和圆形组成，并用实线和虚线的组合表示不同关系。日期、特殊符号和记号意味着最重要的事件，而不同颜色和标记则代表冲突、联盟、三角关系等（Andolfi，2017）。家谱图无疑是一种比家谱树更完整、更详细的图形工具，能够提供关于家庭成员及其最重要的事件（如出生、死亡、结婚、分居、流产等），以及代际之间的联结和分离的信息。在家谱图上，可以标记相关工作和学校活动、文化和种族背景、地理起源，以及个人、家庭和社会关系层面的重要事件等信息，这些信息塑造了一个特定家族的发展史。当然，家谱图是基于描述者的主观叙述，因此其效用会根据使用方式的不同而变化。在心理健康服务机构或医院对来访者或患者进行首次诊断评估时，可以将其作为简单的家庭数据收集工具，并将其归档，以便日后在治疗过程中参考。如果它被转化为一个更**生动的家谱图**，以近乎自动的方式传递信息，看到家庭中被忽视、被删除或一直处于阴影中的元素，那么它就能成为一种非凡的治疗工具。例如，家谱图中母系或父系的一侧往往可能会被非常详细而精心地绘制和描述，而另一侧可能相对模糊或不完整。这通常对应着随时间推移家族的一个分支是更温馨和热情的，而另一个分支则是更冷漠和疏离的。

观察家谱图时，可以通过向家庭成员提出问题的方式，激发他们强烈的情感，对过去及现在的经历进行深刻反思，并对重要的丧失和仍未解决的家庭冲突与创伤展开探索，从而使新的情感联系和对事实及家庭事件的新认知得以产生。如果我们想让家谱图能唤起更多记忆和情感，为其赋予更多的内涵，我们可以让家庭成员带来对他们来说最有意义的照片，如孩子们小时候、伴侣的婚礼、他们的父母或祖父母，或诸如大学毕业、特别的生日或假期等特殊场合的照片。**照片类型的家谱图**让我们能够跨越时空，激活记忆和情感状态，从而更好地理解家庭随时间的发展和情感纽带的力量（Andolfi，2017；de Bernart，2019）。

在过去的几年里，我们在家庭心理治疗学院（Accademia di Psicoterapia della Famiglia）尝试使用了多种创新形式的家谱图进行治疗。我们不再像以往那样，根据从家庭收集到的数据自己绘制家谱图然后与同事讨论，而是将绘制家谱图的任务交还给家庭（毕竟，这是他们的故事）。这种模式符合了不在与家庭会面之前提出假设或制定策略的想法，遵循惠特克关于"不在家庭的肩膀上制定计划"的信条。这与精神疾病医学的模式形成了鲜明的对比，后者倾向于认为专业能力完全掌握在专家和标准化诊断程序的手中。我们认识到让儿童和青少年在诊疗过程中绘制家谱图的好处，尤其是当他们为解决自身的问题或症状来寻求干预时。即使不谈论这一点，让他们在绘制家谱图和探索家谱图不同的组成部分中扮演专家的角色，也能让问题儿童重获效能感，他们非常乐意引导治疗师了解他们的家庭生活。这可能导致绘制的家谱图不够正式和标准化，但却为理解家庭关系增添了色彩、想象力和创造力。父母总是乐意提供重要信息，使我们能够对家族史进行探索，并减少求助者和被求助者之间的等级差距。

对于因冲突而来接受治疗的夫妇我们也采取同样的做法，要求他们在纸上或白板上绘制他们的家谱图。即使在这些情况下，让他们负责以图形的方式建构自己的成长史，也能够让他们在大家庭的背景下直观地了解自己的困难。在治疗师的引导下，他们能够以一定的距离观察伴侣关系的困难，如同怀特和埃普斯顿（White & Epston，1989）所说的"将问题外化"，同时寻找各自原生家庭中存在的资源等有力量的要素。正如萨提亚（Satir，1967）所言，这样可以"用新眼光看待旧情况"，治疗师能够通过新的视角来帮助他们解读家庭冲突和过往史。正如我们所说，家谱图是一个可以在不同治疗环境、不同思想流派、不同目标的培训中以不同的方式来使用的工具。索伦蒂诺（Sorrentino，2008）等将家谱图作为一种图形工具，来对患者或来访者的心理功能进行假设。他们要求来访者绘制自己的家谱图来观察一系列特殊的细节：他们如何利用图形空间，是使用整张纸还是只填满纸张横向或纵向的一半，是否存在原始或混乱的图形标志，标志的大小是否不同，是否缺少代表纽带或关系的标志，绘制是否细致，图形标记的多少。通过分析这些结构，我们可以获得不同的诊断假设。

如果我们想要用图形和视觉来表达家庭与外部世界的联系，我们可以建构一个生态图（eco-map），它能供我们考察个人和家庭关系，并且将其与社交网络联系起来。在这种情况下，与外部世界的联系用圆圈表示，与家庭互动的主要系统写在圈内。这些系统可以是与家庭紧密相关的，如朋友或大家庭，也可以是更外部的，如教堂、学校、体育俱乐部、休闲场所或社会和卫生系统。通过这种方式，我们能够评估家庭的优势元素及其能够获得的资源，以满足其更多的需求，同时识别外部资源的缺乏（Hartman & Boerger，1989）。另一种可用于与原生家庭和历史进行工作的方式是使用家族景观图谱（genogram landscape）（Pluymaeckers & Neve Hanquet，2008）。因为家族景观图谱具有灵活性，可以使用颜色、绘画、方格、箭头等，因此可以促进自发的情感表达。每个人都可以在纸张范围内绘制想要表达的东西，这个空间就是疏离与和解的领域，而由此产生的就是一种由个人和家族史组成的景观图谱。在这种情况下，首先要绘制家谱图，然后通过心理剧的干预来完成治疗。

治疗师的家谱图：培训中的一个基本工具

正如我们在上一章所说的，治疗中将会有两个家庭相遇：一个是现实中带来问题的家庭，另一个是治疗师内心的家庭。因此，对于治疗师来说，充分了解这两个家庭的运作方式是非常重要的。治疗师越是了解自己的成长过程，并与自己的家庭事件和历史和谐相处，他就越能倾听接受治疗的家庭面临的问题并作出反应。因此，对家庭治疗师的培训必须使他们能够深入了解自己的成长阶段、身份维度及在自己的原生家庭中尚未解决的开放性问题或障碍。不论治疗师的年龄如何，无论是正在接受培训的年轻治疗师还是更资深的专业人士，我们都必须关注治疗师的自我发展和自我意识。根据不同的心理治疗理论和目标，以及督导师和培训组的不同角色，在培训中使用家谱图也有不同的形式。我们可以区分两种不同的形式，第一种是优先考虑相关家族史的叙述以理解和思考家族史的认知式家谱图，另一种是通过积极使用家谱图来提出和实现转变性的体验的体验式家谱图。

认知式家谱图

认知式家谱图的形式是将家谱图的不同部分从上到下地以详细分析的方式展示出来。在教员循环提问的帮助下，学员被鼓励扩展他的知识领域，通过这个对话及和其他学员的对话来发挥集体思维的作用。呈报家谱图的人通常通过采访家庭成员和亲属的方式来提前做好充分准备，补全家谱图中的遗漏部分，带来满是细节的家谱图，并且卷成一张纸。如果纸张不够大，他们甚至会画在床单上。毫无疑问，这种对尽可能准确的信息的搜寻激发了学员的好奇心，他们能够在这个过程中发现重要的事情，了解家庭秘密和禁忌。在一些情况下，学员可以被邀请在课堂上绘制自己的家谱图，并有完全自由的空间进行口头陈述。教员和小组中其他学员会对陈述进行反馈。所有这些做法的主要目的是通过推理自己的过往史来增进治疗师的理解能力，并根据叙述过程的原则，提升自我意识和自我反思能力。这种形式与治疗的原则和目标是一致的，即理解、倾听和重构是治疗过程的基础。沿着这种思路，范卡特森等（Van Cutsem et al，2013）对培训背景下的**家庭罗曼史**的描述很有趣。这是学员基于已知事实用第一人称（"我出生在……"）写的故事，但又通过自己的幻想和内心场景，以及与家庭生活经验相关的白日梦来进一步丰富。

体验式家谱图

笔者提出家谱图的另一种形式可以被称为体验式家谱图，因为它基于学员的生活经验，在小组中象征性地追溯个人家族史的关键阶段。这里的家谱图被用作其关系世界的真实地图。在教员的引导下，比起学术性和推测性的口头交流，学员及小组成员的情感和情绪反应被更为重视。对于痛苦、关系僵局，以及家庭韧性领域的探索可以开启新的理解。一旦克服了在描述家谱图时常见的偏见、代际和性别刻板印象，呈报者就可以重新审视自己家族史的某些方面，如创伤、界限、脆弱、丧失等，从而达到对自我和最重要关系的新认识。因此，我们的目标始终是增加治疗师的自我意识和自我反思能力，这种能力在转变性体验中被加强，在陈述者的意识和感受中留下深刻的印象。为了实现这一点，我们**"将漏斗翻转过来"**（Andolfi，2003），这意味着我们建议呈报者只选择少数几个对他的家庭系统的情感世界和个人成长产生最重要影响的事件，而不需要详细地描述一切细节。用鲍文的话说，我们指的是那些在家庭中产生**情感冲击**的事件，这些事件对多代家庭成员的情感平衡产生了重要的影响，现在这些影响已成为年轻一代的负担，他们不得不应对来自过去的重压和责任。

家谱图：从白板到咖啡桌

通过多年的培训经验，我们了解到利用空间来创造反思环境或促进小组内的个人体验中是至关重要的。在白板上或在墙上呈现家谱图都容易再现一种学校环境。在这种环境中，一人站着讲话，其他人围坐着倾听并做笔记。这样，家谱图的呈报者和小组之间就产生了情感上的距离，这有利于呈报者描述事实和事件，参与者提出澄清或询问更多信息。事实上，学员在叙述时可能会感受到一些情绪，特别是在重新讲述个人史中的一些关键部分时，会感受到悲伤或痛苦。风险在于，这一切都很容易仅仅转向头脑的层面，这意味着更多对于事件的反思，而不是当下对于深刻经历的再体验。同样的原则也适用于教员，他必须选择对自己来说更合适的环境，并确定对于学员家谱图进行工作的最终目标。"教员"这个词可能也有限制性。让人回想起师生关系，在这种关系中，一切都围绕着能力的获取和学术等级。在一些学校，对教员的定义甚至更冷漠和更有距离，即**家谱图学家**（家谱图方面的专家）（Cirillo et al，2011）。如果我们想陪伴和指导学员深入探索自己的内在世界和关系世界，那么家谱图就是一个特殊的工具。教员和学员都要接受不设障碍地暴露自己，以一种非常强烈和深刻的方式在其中分享个人经历和专业经历。引导探索的人会承担与向教师和同事打开自己情感世界大门的人同样的风险。这需要高度的相互信任及所处的情境足够安全。

因此，我们选择了改变空间，要求呈报者将家谱图放置在房间中间的咖啡桌上，并且使用"**督导师**"而不是"**教员**"这个词。实际上，督导师必须获得他希望与学员一起探索的"元视角"。他们两人坐在一起，距离很近，当我们特别想要向处于困难或痛苦中的学员表达情感支持时，这样的距离可以允许适当的身体接触。其他小组成员围坐在桌子周围，以便进入家谱图的视觉空间，在亲密和尊重的语境下最大限度地参与到呈报者的叙述和情感中。尽管这种讲述个人史的方式可能会引发深刻的情感，我们仍然在处理以语言为主的通道，呈报者的叙述、督导和团体成员的问题仍然是主要的，因此家谱图主要基于口头语言。然后，我们必须使用空间、身体和动作，将这种体验从语言的层面转移到行动的层面。正如斯特恩所说（Stern，2004）："……行动是通往知识的主要途径。"

在我们完成了使用家谱图来呈报工作后，我们将转向使用家庭雕塑和戏剧来描述重要家庭事件，实践对先前叙述内容的探索。目的是让学员和小组成员经历一种深刻的转变性体验，丰富对自己的认识。由于在家庭雕塑中刻画自己的家庭内部关系与用单靠言语来表达是非常不同的，这种从言语渠道到类似渠道的转变可以深刻改变个体与其家庭世界的自我认知。一个恰当的比喻是，这就像是在海面上游泳与探索海底世界（深海潜水）之间的区别。我们谈论的是同一片海洋，但却是两个截然不同的视角。

约翰与其身份的分裂

　　约翰参加了一个面向国际心理治疗师群体的家庭治疗强化课程。他小心翼翼地在白板上画出了他的家谱图，然后开始叙述，而我和小组成员等待着他完成。我总是好奇当一个人在绘制自己的发展史时，他的脑海里会闪过什么想法。我观察到约翰绘制时的全神贯注，我能感觉到他在追溯自己家庭的变迁和转变时极度紧张。在白板的上方，他用大字写着"加拿大"和"爱尔兰"，我猜想这与他的双重身份有关。

　　约翰是一名32岁的临床心理学家，在多伦多的一个公共家庭服务中心从事心理治疗多年。因为渴望个人和专业成长，深化自己在这一领域的知识，他来参加了这个关于治疗师如何使用自我的课程。他和女友住在城里，他的父母和妹妹尼娜也住在那里。尼娜26岁，现在仍与父母同住。约翰满怀热情地讲述他的历史，从父系的一端开始，描述了他在加拿大成长中所有正向的方面，他的童年大部分时间都在被父亲和大家庭的爱所包围中度过。当他谈到父亲詹姆斯时，他带着自豪描述了父亲的性格、职业选择、家庭责任感和他在自己身上强烈认同的价值观，然后改变了语气，肯定地说："如果没有他，我可能会变得像我妹妹尼娜一样！"通过这句话，约翰引导督导师和小组进入了他故事中最痛苦的部分。当被要求描述家谱中爱尔兰一侧最重要的事件时，约翰指出，他的外祖父丹尼尔是家庭中所有不幸的根源。他描述外祖父是一个暴躁、愤怒的酒鬼，他的妻子玛丽总是为她的女儿们担心，特别是长女克里斯蒂娜，也就是约翰的母亲，她一直是受家庭中暴力氛围影响最大的人。约翰主要从母亲的家族中感受到这种暴力，他担心自己可能继承了外祖父易怒的情绪，这种愤怒有时会压倒他本来温和、乐观的性格。他回忆说，就是因为这些所有关于外祖父的消极故事，他和母亲家族的外祖父母及姨妈们接触很少。令人费解的是，尽管如此，当他的外祖父在15年前突然早逝时，这似乎还是给他留下了一个无法填补的空洞。此时，以这个空洞为切入点，我开始鼓励约翰谈论他故事的另一个方面，即他的家庭从爱尔兰移民到加拿大的过程。虽然他出生在加拿大，并没有亲身经历这个过程，看到的似乎只有在家庭移民后发生的消极事件。但这些事件通过家中的轶事、社区的流言和村里的闲话（主要来自外祖父母的家长）被放大了。他从小就听到这些，这让他对于两种身份产生了分裂且对立的感觉。通过留在外祖母玛丽的脸上和身体上的痛苦中，他看到了自己家族史的消极后果，约翰希望抹去他家庭的爱尔兰经历。更重要的是，他从小到大从未见过他的母亲克里斯蒂娜有微笑或平静的表情。他的妹妹尼娜是这一系列不幸且孤独的女性链条中的最后一环，约翰不想被这些感受所影响。他对他的加拿大身份有着百分之百的认同，这个身份从他出生之时带给他的就是喜悦和爱。

我提议通过象征性地回到约翰母系家庭的故乡来帮助他探索这些痛苦的方面。在这种探索中，世界地图对于寻找起源地是非常有用的。这次穿越时空的旅行满足了他的好奇心，也让他暂时远离了与自己家人有关的消极情绪。谈论国家可以让我们与真实的人保持必要的情感距离。我请约翰在地图上指给我看他的家族是从爱尔兰的哪个地方移民过来的。他向我展示了康尼马拉。这是爱尔兰西部的一个乡村地区，起源非常古老，由一个半岛和一系列小岛组成，四周被山脉环绕，倒映在大西洋上。他对这片土地准确而生动的描述似乎与此前表现出的情感疏离形成鲜明的对比。我很高兴地与他分享了我多年前（在他出生之前）去康尼马拉旅行的印象，比如我仍然记得受到那里的人们友好热情的款待。这种自我暴露使我能够与约翰建立强烈的共鸣，他似乎能够找回自己一部分的爱尔兰身份。他向我透露了有朝一日要去探访他外祖父母故乡的愿望。现在我们可以带着不同的心态回到叙述中，并获得一些丰富的信息。不幸的是，外祖父的暴力行为是真实的。除此之外，外祖父还被所有人描述为一个如磐石般坚定的人，他扛起家庭的责任，带着妻子和三个小女儿从非常贫穷的村庄出发，一路历经危险后坐船到达加拿大。对于约翰来说，他出生和成长的地方是乐土。但是对于他的母亲克里斯蒂娜来说，那却是一片非常陌生的土地，她在那里感到非常孤独和抑郁。这在她的父亲丹尼尔因肝硬化早逝后变得更加严重。丹尼尔把家庭带到了新世界，却留下了巨大的空白。尼娜一直被她母亲那种疏离且孤独的感受影响着，这使她至今尚未能够在家庭之外拥有自己的生活。

在一个小时的时间里，约翰探索了自己家谱中的一些关键事件，他似乎能够经历截然不同的情绪，获得成长性的体验。他从对父亲家族的理想化，对一个非常特殊的父亲的认同，以及对自己爱尔兰身份的完全拒绝，变为开始能够对外祖父母的故乡产生好奇心。深入了解来自康尼马拉的家庭暴力和痛苦，使他能够更好地理解外祖母的隔离的原因，并将自身与她绝望而沉重的丧失联系在一起。这是他第一次能够理解母亲的痛苦和妹妹的孤独感，而不是感到需要通过逃避来避免被她们影响。我作为督导师与约翰之间建立的信任，让我能够引导约翰探索他家庭中的空洞和不安，使他重新发现自我的重要部分。督导师和学员小组一直专注和投入在他的故事中，这种情感参与有助于将叙述转变为个人和专业成长的机会。所有成员都积极参与了这个过程，这些小组中的语言和类似反馈有助于在集体体验的结尾创造一种亲密和支持的氛围。通过这次经历，约翰能够更好地理解自己为什么在治疗有暴力行为的男性时会遇到困难，以及长期以来一直倾向于逃避抑郁女性的原因。

多重身份的家庭雕塑

在我们完成了家谱图的工作之后，我提议约翰建构他多重身份的家庭雕塑。我让他从小组中选择两名成员分别代表加拿大和爱尔兰，并在房间中为他们指定特定的位置，指导他们呈现约翰认为可以代表他的两种身份的特定身体姿态和面部表情。家庭雕塑固定几分钟后，约翰被指导着先后进入两个位置，并全程保持沉默，以体验他在每个位置的感受，并描述他如何看待这两种身份——加拿大和爱尔兰身份之间的关系。有人会问，呈现这两者之间的距离，并感受由此带来的深深的不适，是否为约翰提供了一个机会，让他把自我的这两个部分整合在一起，这对他的个人和职业成长同样重要。家谱图的叙述变成了一段深入自己的家族史的象征性旅程，激发了强烈的情感。毫无疑问，不使用语言的家庭雕塑让我们能够直观地看到和感受到其中呈现的关系，并且具有强大的力量和用语言无法想象的强度、真实度和透明度，在短时间内将家庭剧、分裂的身份、丧失等置于其中。在随后的反思中，语言非常重要，无论是呈现家庭雕塑的人还是那些代表他家庭成员的人，或者在约翰的例子中，代表的是他的不同身份。最后，小组成员都提供了对家庭雕塑印象和观察的反馈。

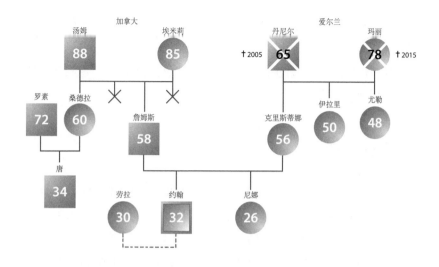

乔治亚和速度问题

　　乔治亚刚满40岁，她的丈夫名叫亚历山德罗，他们有一个4岁的女儿基娅拉。乔治亚正在罗马学院进行专业培训，她是一名临床心理学家，在罗马的一家残疾人服务机构工作。她带着极大的顾虑向小组展示了她的家谱图。她非常用心地准备了这个家谱图，并让母亲劳拉帮忙搜集关于自己成长背景的详细信息。她带来了许多家庭成员的照片放在她的家谱图上。由于家谱图太大，无法放在桌子上，我们决定把它放在地板上，小组围聚在一起观察家谱图。这些都营造了一种亲密和情感参与的氛围。实际上，在开始谈论家谱图之前，她就声明了她在家庭生活和职业工作中的一个主要问题是她生活的步调很急促。她的一生都在赶路，甚至她女儿基娅拉的出生也是匆忙的。我选择立即切入她提出的这个主题，不进入对她家族史的正式叙述，而是一起回溯她家庭中这种急促步调的来源。我指着家谱图问她："你家里谁总是在急着向前？这种速度的问题更多来自母亲家族还是父亲家族？"乔治亚对这些问题感到震惊，指出她的母亲和母亲家族是这种速度的主要来源。她记得，从小的时候起，母亲最突出的特点就是总是匆匆忙忙，喘不过气。"她不停地在活动，就好像永远也不能停下来，我和比我小三岁的弟弟达里奥就像陀螺一样。我们每天早上跟着她跑着去乘电车上学，下午跑着去做体育活动。为了按时上床睡觉，我们不得不在晚上匆忙吃饭，甚至不等爸爸回来。"她补充说，她母亲曾多次告诉她，祖父多梅尼科的自杀使她的祖母玛尔塔陷入焦虑抑郁的状态，无法静下来一分钟。这种焦虑已经代代相传，尤其是在家庭中的女性一脉。

然而，对她的母亲劳拉来说，她遭遇的致命一击是她失去了第一个女儿罗伯塔。罗伯塔出生几天后因严重窒息在医院去世。罗伯塔在他们家庭中一直是一个非常鲜活的存在，乔治亚描述了她和母亲及弟弟多年来总是匆匆赶到墓地的紧张状态，这是因为她母亲不想让他们忘记罗伯塔。因为母亲无法接受如此悲剧性的丧失，乔治亚和她的弟弟达里奥成长过程中感受到母亲所有的关注和爱都给了罗伯塔，这使他们在整个童年期间都没有得到母亲的照顾。我暂时打断了她的故事，并请她给我看了一张罗伯塔的照片。这不仅仅是一张照片，还是一个镶有金框的刺绣肖像。虽然乔治亚从未见过罗伯塔，但她已经融入到家中女性（母亲、外祖母、姨妈等）围绕着早夭的孩子建构的**不朽神话**中，她谈论起她的姐姐就好像她仍然是一个不仅在家庭中、还在她内心里的一种真实的存在。乔治亚小心翼翼地拿着罗伯塔的肖像，仿佛它是一件珍贵的遗物。随着她的家庭故事继续讲述，观察家谱图，可以看到她家庭中母亲和父亲两侧图形的失衡。有关父亲家族史的信息不完整且很粗略，有许多空白和问号。父亲一方信息和情感的缺乏激发了我的好奇心，我请乔治亚一起探索父亲一方的故事。转移到家谱图的这一侧时，我们可以观察到乔治亚叙述的速度和节奏减慢了，可以明显看到她脸上难以抑制的痛苦。她的父亲费迪南多来自一个非常贫穷的农民家庭，父亲的家中从不表达情感，所有的交流都基于工作和家务等具体的事物。乔治亚对父亲的家庭知之甚少。她父亲有几个兄弟姐妹，但他们几乎从不见面，而且达里奥和她几乎从未拜访过住在离他们仅几小时车程的乡下的父亲的家人。尤其是乔治亚的母亲总是劝阻孩子们去见爷爷奶奶，因为她认为他们非常奇怪且无知。此外，他们甚至没有出席罗伯塔的葬礼，据他们说是因为身体欠佳。从那一刻起，劳拉就将他们从她的生活中抹去，并将所有的怨恨投射到费迪南多身上，这个可怜的男人不得不在对妻子的忠诚和与家庭的联结之间挣扎，这导致费迪南多逐渐被妻子的家庭同化。费迪南多本性上一直是慢条斯理和深思熟虑的人，但他不得不去适应劳拉家庭成员的焦虑和情绪反应。当被问及"父亲对你来说是什么样的人"时，乔治亚泪流满面，哭着说，她本想更了解他，但她等得太久了，因为就在她即将生下女儿时，父亲因心脏病发作去世了。我指出："这一次，一直生活在快节奏中的乔治亚，等待一个重要的约定等得太久了。"我的评论旨在鼓励乔治亚现在在和我们一起观察她的家谱图时尝试更多地了解父亲。乔治亚描述她父母的关系是冷漠并充满敌意的，这种情况因为费迪南多对酒精的依赖而变得更糟，使他逐渐在家庭中被边缘化。"他们从未分开，但他们却一直像分开般一样生活，直到父亲突然去世。"乔治亚补充道。乔治亚现在似乎更愿意也更有兴趣进入父亲的世界，我用一连串的问题激发她思考："罗伯塔的去世对你爸爸来说意味着什么？""爸爸和妈妈从未能够共同面对这种丧失的感受吗？……你和达里奥是否曾经一起谈论过爸爸的酗酒问题？"乔治亚的语调变了，回答的节奏也变慢了，透露出一种她以前从未面对过的不同的痛苦，这是另一种重要的丧失——她与父亲的关系。这种关系，以及母亲与孩子之间的关系，都被劳拉想要保持罗伯塔仿佛还活着的需要所扼杀，这不是为了共同分担丧失的感受，而是为了保护她自己不被强烈的哀伤所吞噬。或许，如果她有勇气做出这种改变，她可能会感到内心更加有活力，并感到与丈夫和孩子们更加亲近和团结。

从语言到行动

与约翰的情况一样，在乔治亚的案例中，一旦通过语言形式进行的家谱图探索已经建立起信任与亲密的情感氛围，就有必要转向行动。正如斯特恩所指出的，存在一种通过非言语渠道传递的**内隐认知**（Stern，2014）。这也正是我想通过乔治亚的案例所引出的，帮助她发现观察现实的不同方式。通过对空间与动作的使用，可以象征性地重现现实事件，以寻求不同的解释和意义。

乔治亚与这个小组的经历一直留在她的脑海中，帮助她体验家庭纽带的价值并培养自我意识。小组的首要目标是帮助乔治亚从"凝固的哀悼"过渡到鲁斯唐所描述的"保留的遗忘"（Roustang，2004），这意味着关于罗伯塔的内化记忆将不再入侵她的生活。在小组的帮助下，乔治亚被鼓励去使用戏剧化的表达来重现失去姐姐这件事情。她站在姐姐的肖像前，开始利用空间与动作来进行家庭雕塑，重新梳理她在姐姐去世这件事中与母亲、父亲和弟弟的关系。接下来，她进行了一个未来的雕塑，展示了如果家人可以对罗伯塔的死亡释怀，在她的期望中她与家庭成员的关系会发生什么样的变化，从而打破经年累月对于失去罗伯塔这件事情所建构出的不朽神话。

这个成长性的经历使乔治亚能够将非常重要的感觉与视觉融合，

以及与小组成员（特别是代表她家庭成员的成员）对于他们所体验的情感进行的口头反馈相结合。在对乔治亚的家谱图探索的最后，我建议她去她父亲的墓前，告诉他如果她能够在他还活着的时候见到他，她可能想对他说的话。在象征意义上来说，她仍有可能完成这个过程并与父亲重新建立联结。如果她能够采取行动，亲自去父亲的墓前象征性地与他交谈，这可能会让她得到安慰，并帮助她不再总是步调急促，而是寻求到一种更和谐的内在状态，使她的家庭生活和工作都受益。

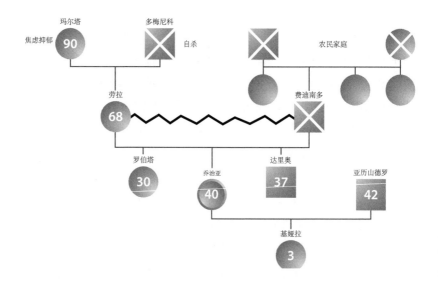

家庭关系雕塑与生活逆境的戏剧化

雕塑是一门用材料创造形状和表现塑形的艺术和技术。以具象化和象征性的方式进行雕塑，会在一个人的心中和记忆里留下不可磨灭的印象。家庭雕塑是由弗吉尼亚·萨提亚在1967年引入系统领域的。萨提亚倾向于采用两种不同但同等重要的视角：家庭成员或伴侣之间的沟通模式，以及她在格式塔疗法方面的基础。她的方式相当具有指导性，事实上，她会在培训小组中选择代表治疗师父母、配偶或兄弟姐妹的人，并由其本人来塑造自己的家庭关系。由此，萨提亚的风格与海灵格关于家庭系统排列理论的工作颇为接近（Hellenger，2012）。同时，他们俩都使用自己的个人魅力和直觉来选择雕塑场景中要放置的参与者。

我在纽约学习了家庭雕塑，其间在我生命中的两个关键时刻，我亲身体验了家庭雕塑。第一个时刻是在我弟弟突然去世之后，第二个时刻是在我备受争议地返回意大利之前。这两个事件对我来说都是非常丰富和充满转变性的体验，让我深刻理解了身体语言和空间使用的力量。我能够识别到在一个舞台般的空间中参与者的高度情感投入，即使这个空间的设置非常简单，但参与者可以抛开言语上的防御，**对自己坦诚相待**，而非放松和舒适地坐在椅子上谈论自己家庭的问题。同样重要的还有扮演我的家庭成员角色的小组成员从被我选择的那一刻开始的投入度。这种与扮演的家庭角色在深层次上融合的经历（即所扮演的家庭角色对于他们而言都具有高度的个人投入）是无价的。最让我感动的是，这种雕塑在演绎完成之后并没有立即结束，甚至在角色扮演者们围绕过程中的个人体验进行反馈后也仍没有结束。我发现随着时间的推移，我与其中一些人之间持续保持与发展了一种特殊的联结与共情关系，好像他们也成为我自己家庭的一部分。当我被邀请扮演其他成员的家庭成员时，我从那些家庭雕塑中也体验到了类似的感受。

20世纪70年代，我在纽约的阿克曼研究所接受了一项针对经验丰富的治疗师的临床培训项目（Papp，Silverstein & Carter，1973），该项目由姬蒂·拉佩里埃和佩姬·帕普负责。他们的模式与同年（1973年）由杜尔（Duhl）、康托尔（Kantor）和杜尔（Duhl）在波士顿实施的模式，以及1972年由安迪·费伯（Andy Ferber）等在布朗克斯州立医院家庭研究部门（the Family Study Section at the Bronx State Hospital）实施的模式相似。通常，他们会从学员对其家谱图的口头描述开始，然后再进行家庭雕塑的建构。督导师的职责是在学员雕塑过程中对其进行支持与引导，然而，从小组中选择扮演学员家庭成员角色的权利被交给学员而非督导师。通过这种方式，每个被选择为扮演者的成员和学员之间都对应着一种非言语认同和内隐的过程。同时，被选中会让扮演者感受到一种作为主体的参与感，他被以特定的方式、特定的样貌、与事件中其他的家庭成员的特定距离置于一个特定位置。这种深层的角色认同从建构家庭雕塑一开始就存在着。在雕塑中，小组成员会被选择来扮演特定的角色，采取特定的姿态和方式，通过视觉接触或者避免这种接触来演绎与事件中其他家庭成员的关系。在这个家庭雕塑最终完成并像照片一样短暂定格后，我们会开始进行口头反馈，每位参与者都会描述他或她扮演角色时的感受，以及对于与其他人的关系的感受。这种具有象征性的认同过程至少部分解释了扮演父母、配偶、孩子或兄弟姐妹的人情感反应的同步性，以及进行雕塑的人对自己的家庭关系的主观感知，他可能会说："你看起来和我的家人一模一样！"同时，在雕塑过程中参与者体验的强度也会让雕塑者惊讶地看到不同于平常的情感联结，有时这种发现会伴随着痛苦，雕塑者还可能体验到新的情感，增强自己的自尊，在看待人际关系问题时呈现出更加真实的表达。40多年来，我一直在使用家庭雕塑作为一种非言语方式来表现家庭、伴侣和个人治疗中的关系。关于这个话题，我建议读者也参考阅读其他出版物（Andolfi 1979，2017）。在本章中，我想向读者阐述这一技术在治疗师培训中的使用。

家庭雕塑中事件的时间选择

　　督导师可以为雕塑者提出建议或让雕塑者本人为想要演绎的家庭事件自行选择一个特定的时间和情境。通常情况下，雕塑者会选择回顾他/她的童年或青少年时期，并演绎那段时期的家庭关系；或者正相反，他可能会倾向于演绎当下的家庭关系。抛开时间因素，演绎者也倾向于选择包含强烈情感的家庭事件作为雕塑的主题。这个事件可以是关乎某种丧失的事件，就像我们在乔治亚的案例中看到的一样，她的姐姐罗伯塔去世的事件似乎冻结了这个家庭的时间，并让这个家庭在很多年的时间里都无法详尽处理他们的哀悼情绪。因此，通过雕塑戏剧化地演绎姐姐的死亡，使乔治亚得以在多年以后重新经历这种因为突然失去家人而产生的绝望和震惊的记忆。这可能是一种可以使乔治亚摆脱自己**仍然活着**的负罪感，以及姐姐去世的沉重感的方法，而这些感受曾无法自由选择自己的生活和与母亲的关系。用扮演家庭成员角色的参与者来代替真实的家庭成员在当下进行象征性演绎，能够与过往的家庭情节拉开距离，从而激发新的感受与思考。

　　对乔治亚来说更具转变性的是代表未来的第二个雕塑，一旦罗伯塔不朽的神话可以被打破，家庭成员之间的关系的改变便**可想而知**。想象对失去罗伯塔这一事件**释怀**是使之成为现实的第一步，这是一个具有情感宣泄作用和进步性的想法。通过雕塑的形式，以象征性的方式去回溯家庭创伤在不同阶段的表现，往往可以帮助我们结束痛苦的篇章，把生活的主动权重新掌握在自己手中，即"保留的遗忘"（Roustang，2014）。

移民和地理隐喻

如果像我一样，在澳大利亚这样的多元文化社会生活多年，通常身边会有朋友、接受治疗的家庭或受训的治疗师经历过移民或在多种族与多元文化的家庭环境中长大。这样的经历让我认识到通过使用地理隐喻的方式来探索人们的原籍国的重要性。正如我们在约翰的家谱图中所看到的，在他的家庭中，来自加拿大的一方是被优待并积极描述的；相反，来自爱尔兰的一方却鲜被探索，甚至被排斥。一般来说，当一个人对自己不同的身份组成感觉到分裂或对立，而不是和谐互融时，就会出现这种情况。我发现，当我打算强调或戏剧化地表达一个人不可调和的身份冲突时，创造地理隐喻是非常有用的。即使是在单人的雕塑中，我们也可以将不同的国家置于场景中，而不是仅描述分裂身份的个人方面（Andolfi，2017）。通过这种方式，可以将问题从个人层面扩展到国籍归属感层面，来实现问题的外化。这使得雕塑者得以在情感上拉开距离，并获得重要的内省能力。来自不同国家的相互影响的记忆是不可磨灭的，因为它由非常强烈的画面和情感组成，这些都会在雕塑者心中留下深刻的印象。

回到约翰的案例中，他没有选择成员来代表他的父亲和母亲，而是出人意料地选择了两位成员分别代表加拿大和爱尔兰这两个国家。根据约翰的指导，两位成员必须保持一定的距离，采取特定的姿态和面部表情来面对对方，或悲伤或平静，或愤怒或冷漠，或对视或回避目光接触。在这个阶段，约翰建立了一个雕塑，让他可以从外部来观察每个部分，这就像是他身份冲突的一种视觉化投射。当督导师要求约翰亲自替换扮演者的位置，亲身进入他的雕塑，先扮演其中一个国家然后再扮演另一个国家时，约翰更加投入了。在后续的反馈环节中，扮演者和约翰都反馈了他们的感受。这种从一个国家转移到另一个国家的多重视角，对约翰产生了非常强烈的转变性影响，这无疑比仅仅用语言谈论这两个身份之间的冲突要强烈得多。这使得约翰的痛苦、绝望、困惑和不确定感，以及新的叙述方式得到显现。这些真实且透明的感受打破了任何形式的防御或假象。小组作为一种**体验的容器**，每个人都以某种方式参与其中。对这种体验的记忆比口头描述更具有持久性，就像每次我们使用隐喻性语言而非推理性语言一样。在雕塑中被放大的分裂的身份形象能够帮助约翰反思他内心因此产生的痛苦和疲惫。一旦克服了长期建立和维持的家庭模式及身份归属感之间的冲突与对立，就有可能实现更好的整合。

　　地理隐喻可以有无数种表现形式。一个非常重要的例子是基拉所完成的雕塑，她是第一位从爱沙尼亚来到罗马参加国际课程的治疗师。当时，柏林墙刚刚倒塌，苏联也已解体。爱沙尼亚在经历了多次被统治后于1991年重新获得自由和独立。首先爱沙尼亚从1721年起被俄罗斯帝国统治，后来作为爱沙尼亚共和国独立了短短20年后，1940年又被苏联吞并，直到苏联解体。此时，局势只发生了部分变化，总体的社会政治氛围仍然非常混乱。基拉在苏联体制下长大，尽管她非常希望自己和她的孩子们能看到当下社会的变化，但目前还难以实现。她的家庭雕塑经历非常痛苦，但最终让她感受到一种平静。基拉把**来自过去的爱沙尼亚**（她与家人一起生活的爱沙尼亚，她学习精神病学时的爱沙尼亚，她的孩子出生时的爱沙尼亚）和**来自未来的爱沙尼亚**（无疑是更好的但仍在发展中的爱沙尼亚）之间的困难关系呈现出来，这让她感到非常欣慰。两位来自其他国家的治疗师被选中来演绎这两个互相冲突的爱沙尼亚的形象。基拉的体验对我和对其他的小组成员来说都有非常大的触动且印象深刻，尤其是对那些被选为雕塑扮演者的人来说。基拉的这两个爱沙尼亚的雕塑也标志着我与许多来自这个美丽国度的同事们专业关系的开始，这些关系也随着时间的推移而逐渐加深。

同样，几位来自多米尼加共和国的治疗师组团来到罗马，参加一个关于**治疗师的自我运用**的强化课程。通过雕塑，他们演绎了他们的双重身份——多米尼加共和国和美国，这两者往往是分裂或对立的。他们通常为了给自己的孩子提供更好的生活移民到美国工作，同时感受到对他们所属的多米尼加根源的文化和语言的强烈背叛。另外一个例子是比利时治疗师伊迪斯，她从小在刚果长大，成年后随父母和姐妹回到布鲁塞尔。伊迪斯在这两个世界中感到分裂。她小时候在刚果生活，那里有广阔的空间，赋予了她完全自由的感觉。伊迪斯告诉我们："我感觉我的心留在了刚果，而我的头脑和我一起回到了比利时。"在她描述这种心和脑之间的冲突时，她明显感到呼吸困难（我称之为**肺部语言**）。在《多代家庭治疗》一书中（Andolfi，2017），我描述了一种奇特但极为有效的雕塑方式——雕塑自己的器官。治疗师在督导师的帮助下创造了自己不同器官的雕塑，同时这些器官之间必须相互作用。在伊迪斯的案例中，她被邀请在小组中选择一个人来分别代表她的心脏、头脑和肺部，这三个器官代表了伊迪斯所处的对立的不同国家。这个雕塑创作了一个充满象征意义的画像，通过行动和动作说明了治疗师的重要器官之间缺乏整合。在最后，扮演器官的参与者的反馈非常宝贵，让伊迪斯具象化意识到了她的重要器官之间的脱节，并进一步去寻求更和谐的状态。

多年的治疗和培训经验强化了我的想法，即要达到和谐，就必须将关乎我们本质的三个基本维度进行整合：我们的思维自我、我们的情感自我和我们的经验自我。第三部分使前两个部分结合起来，让我们的多重身份相互影响。为了达到整合的目标，我们不可避免地要经历不和谐、彼此分裂和互相对立，以及由此产生的所有沉重和痛苦。与其否认这种状况或采取防御的策略，不如去寻找那些无效或阻碍我们的东西，从而找到改变的道路。家庭关系雕塑及个人雕塑（描述个体与自己的关系）都是非常有用的工具，可以戏剧化地表达生活中的创伤和逆境，最终达到克服它们的目的。

"我的父亲是一位麻风病患者!"

　　维拉是一位经验丰富的巴西治疗师，她参加了在罗马举办的关于**治疗师的自我强化**课程。小组成员的人数很多，因此只有少数人能够专门针对他们自己的家庭问题开展工作。维拉坚决地要求被选中并展示她的家谱图。我们开始探索她那张内容繁多的，字小到难以辨认的家谱图。我问她在她的家庭内部最令人印象深刻的事件是什么，她的脸色立刻变了。她看起来思绪万千，悲伤不已，只用了寥寥数语就回答了我："*我的父亲是一位麻风病患者！*"因为她毫不犹豫地选择了这个话题，我感觉到我们将要触碰到她成长过程中非常痛苦的一些方面，尽管这是我第一次处理如此戏剧性和原始的主题，但我已经做好了深入她的家族史的准备。维拉从她的幼年时期讲起，谈到了这个家庭永远不能揭露的秘密。她是家中的第三个孩子，甚至在她出生之前，她的家庭就不得不离开他们原本居住的巴西南部村庄，到500多公里外的另一个地方避难，因为在那里没人知道她父亲是麻风病患者。维拉不得不保持沉默，无论在学校还是在她童年或青少年时期去过的任何地方，她都不能透露这个秘密，也不允许她的朋友到家里来玩。维拉的母亲在维拉婚礼的前几天才允许她告诉未婚夫她父亲的病情，而她的未婚夫在婚礼前一天告诉了他的父亲。巧合的是，她未婚大的父亲是一家麻风病院的主任，他想要详细了解维拉父亲的病史。

不仅与外部世界的关系困难重重，家庭内部的关系也同样艰难。孩子们被禁止和父亲谈论疾病这件事，与祖母的关系也非常冷淡，任何身体接触都是极力被避免的。幸运的是，维拉从小就与她的外祖母关系非常好。对维拉来说，最大的痛苦在于每当她想与父亲进行身体接触，如抚摸或拥抱时，父亲总是要求她离他远远的。比她年长许多的姐姐和哥哥都已去世，他们的生活都曾非常艰难。她的姐姐嫁给了一个麻风病患者，而她的哥哥死于酗酒。

多年以来，维拉培养出了非凡的韧性，并选择成为一名心理学家来帮助他人。她的父亲20年前在医院去世。因为疾病的原因，她不得不为父亲上报一个假名字，这导致他的火化过程出现了一系列的复杂情况。维拉说，"作为一个麻风病患者的女儿，其经历是无法用语言来形容的。"20年来，她一直感到无比悲伤，每当想到父亲的麻风病，就感到喉咙里好像有什么东西堵住一样哽咽不已。"这就像一个一代传一代的烙印。就连我的女儿们也背负着这个重担，她们觉得自己是麻风病患者的孙女。"这就是关于她的故事。从这一点出发，我们从描述她的故事转变为一种治疗性的体验，目的是把维拉从喉咙被堵着的感受里解放出来。将某个具体的方面作为一个参照点来浓缩这种体验式的工作总是非常有用的。

身体上的麻风病，内化的麻风病，以及维拉

对于维拉的第一个雕塑，我提议她在自己与两个实体之间进行塑造和互动：一是作为身体疾病的麻风病，二是内化的麻风病，即她转移到自己内心的社会烙印。她必须从小组中选择三位同事来演绎这三个实体，赋予他们在雕塑空间中特定的姿态、面部表情和动作。非

常出人意料的是，维拉在听到这个提议的那一刻就变得情绪激动。她在选定扮演者之前非常仔细地观察了她的同事。首先被选中的是一位年轻的女性治疗师，她将代表麻风病。维拉要求她摆出的姿势非常令人不安，身体扭曲，向下弯腰，双臂也非常扭曲，面部表情悲伤地朝向前方。第二位扮演者要代表内化的麻风病，具有讽刺意味的是（因为她代表着维拉喉咙里堵住的东西），由于她有颈椎问题，所以穿着白色高领衣服。她被赋予的动作是伸长脖子，面带沮丧的表情仰望天花板，并且需要从颈部向外大幅度地张开和合拢双臂。第三位代表维拉的人需要不断地向前两位扮演者靠近，轻轻触碰她们。维拉首先在督导师的帮助下建立了雕塑，赋予雕塑形状，然后从外部来观察最终场景，仿佛呈现出一系列摄影动作。然后，她需要分别扮演这三个角色，亲自体验处于每个位置的感觉。在众多同事的面前表现麻风病及与之相关的痛苦和社会偏见是非常困难的，扮演麻风病的治疗师感到过于暴露，不禁失声痛哭。当维拉代替她的角色演绎麻风病时，她感受到了强烈的重压和绝望。在她的一生中，维拉都在被迫远离她的父亲，为了不被传染而不惜一切代价避免任何接触，这是她第一次将自己置于这种体验中。扮演内化的麻风病的治疗师因为不断地张开和合拢双臂、高高地伸展脖子而感到筋疲力尽。当维拉代替她的角色时，她感到一种情绪上的耗竭，因为她一直努力地接近其他角色，试图给予对方关怀却没有从任何一方得到有效的情感回应。

社会偏见和已故的父亲

在小组对家庭雕塑进行反馈之后，我建议维拉进行第二个家庭雕塑。这个雕塑的内容是通过戏剧化地表现维拉与她已故父亲的相遇，以向父亲表达她有多爱他。她需要选择一位同事来代表她已故的父亲，这位同事则需要躺在地板上闭上眼睛。然而，在此之前，维拉需要用尽全力与社会偏见作斗争。她需要选择五个人来代表与麻风病患者有关的社会污名化。他们需要用声音来表现社会污名化，一起发出大声且令人不悦的尖叫和呻吟，而维拉需要用尽全力与之抗争，直到她能够阻止他们制造这种喧闹。只有那时，她才能俯身与她已故的父亲交谈。

从维拉开始，到被她亲自选择的扮演者，以及观察小组的成员，所有参与这场戏剧表演的人，都会在很长一段时间后仍然记得这些画面。维拉像一位"复仇女神"一样，与社会偏见进行了长达几分钟的无休止的斗争，她用比他们更大的声音来反击他们的尖叫，并疯狂地挥舞着拳头来反抗他们丑陋的哀号，最终使他们安静下来。这一幕之后，出现了一段很长的沉默，这对维拉来说是一次非常解放自我的体验，她终于能够击败无论是外在的还是她内化了一生的社会污名。最后，戏剧以最亲密和感人的一幕场景结束，那就是一位女儿俯身轻抚她已故的父亲，哭着告诉他她有多爱他。她还告诉父亲，尽管她知道这个决定是出于爱，但是对他们两人来说，避免任何身体接触是多么艰难，以及作为孩子的她对此是多么痛苦。她还请求父亲的原谅，因为自己曾对他是麻风病患者感到羞愧。至此我们的工作结束了。

第二天维拉到来时整个人焕然一新。她表示自己感觉更轻松、更自由了，也不再感觉得到喉咙里被什么东西堵住了，就好像她完成了一次非常精细的微创手术。她感谢我和小组帮助她摆脱了这种难以忍受的重担。课程结束一个月后，我再次与维拉取得联系，她确认自己仍然感觉相较之前更轻松、更自由，并且喉咙里的堵塞感也已经慢慢消失了。我询问她是否可以将这次经历写进本书，她同意了，但因为她在自己国家是一位非常知名的治疗师和教师，她要求案例匿名以保护她的隐私。因此，我将维拉的故事背景国家更改为印度尼西亚。这是一个与印度和巴西一样在麻风病方面仍然存在重大挑战的国家。几个月后，维拉给我发了一封电子邮件，表示她不再为父亲的麻风病感到羞耻，并且告诉我可以在我的书中使用她的真实姓名和国家。维拉肯定地说"这将是我消除喉咙堵塞感过程中迈出的新的一步"。对我本人和在场的众多巴西同事及这本书的读者来说，维拉勇敢地公开她的故事是人生的一课，也是**真意的礼物**，它关系的是在面对人生逆境时真实的价值。这也是和心理治疗领域专业倾向的一个典型对比，在心理治疗领域，人们很容易将自己隐藏在理论模型固有的"隐私面具"背后。此外，它让维拉战胜了社会偏见，这些偏见对她作为个体和治疗师来说都是敏感的话题，而且在过去对她造成了堪比瘫痪的影响。这种强大的转变性的体验使她能够放下她的女儿是麻风病患者孙女的想法，因为偏见已经被战胜，不再代代相传。

总之，在本章中，我们以一种新颖且富有创造性的方式描述了如何使用家谱图来作为自我认知工具。这种认知超越了家庭叙事，基于发生在当下的亲密又真实的体验，在督导师的细心指导和小组反思的参与下，促成了呈报者的个人转变。更具转变性的是家庭和个人雕塑的创作，其中我们更加重视非言语的通道和动作。无论是僵化还是暴力的家庭关系的表现，抑或是生活逆境的表现，都旨在在当下象征性地重现过去的创伤或绝望的情境，从而使个人摆脱刻板印象和重复的家庭剧本，变得更强大、更自由。小组是一个非常安全和温暖的容器，可以让每个人将痛苦、苦难和无力转化为生活的资源。即使是在培训和家庭治疗中，我们所描述的督导师也是非常积极的，他承担着引导者的角色，并运用自身的创造力、胜任力和人性来促进学员的成长和转变。

5. 直接督导：家庭治疗师的基本经验

单面镜和培训中的督导过程

林恩·霍夫曼认为，系统式疗法的真正革命是将单面镜引入家庭临床工作及实时督导中（Lynn Hoffman，1981）。实际上，单面镜不仅是治疗室和观察室之间的分界线，还是一个**具体的隐喻**，使我们能够超越在精神分析领域和在一般个体心理治疗中非常重要的保密性概念，向团队合作的理念和知识传递的不同形式开放。通过这种方式，原本会话前的团队讨论协议和口头报告被更为直接的治疗工作（如收集信息、评估、假设等）取代，并可在会话进行的同时进行分享。这些都符合系统理论的先决条件，在系统理论中，对于互动的观察和仔细倾听同样是学习的关键。如果我们接受这样的公理，即系统观察不仅限于言语交流，还包括肢体语言、面部语言、动作语言和辅助语言，那么毫无疑问，单面镜能够使督导师和培训小组同时倾听对话并实时观察治疗师和家庭在会话中的现场情况。

对讲机的使用及中断的价值

单面镜的新颖之处还在于对讲机的使用，它允许督导师从观察室呼叫治疗师并与之交谈，从而在治疗过程中短暂中断与家庭的对话。这在个体治疗中是难以想象的，因为个体治疗必须保持一对一关系的连续性，不能有第三方的干扰。实际上，这在家庭治疗中非常有用，在家庭中，人们或多或少以适当的方式打断对方的谈话是相当自然的。在治疗情境中，我们引入了类似的观念，即治疗师通过暂时离开治疗室或通过对讲机回应督导师的呼叫来中断话语的连续性。因此，对中断的处理更适合采取由非连续性语句组成的方式。例如，"让我们回到我们之前讨论的问题"，这比断言"请不要打断我，否则我会失去思路"更有成效。当我们谈论家庭时，我们指的是成人（父母，有时还包括祖父母）和与治疗师在同一房间内互动的儿童。在治疗中，会谈被小孩子的动作、青少年的挑衅性言论、话题的变化、座位的变动或情绪的变化打断，这些情况都是十分常见的。因此，在治疗对话中以"之"字形的方式而非直线的方式进行的情境中，治疗师必须学会如何在现场保持冷静和连贯性，并做一个真正的引导者角色。家庭成员之间的插话常常是一些短句，如"我不同意你说的……你总是在我说话时打断我……你更愿意听你父亲的话……即使我哭了你也还是不停地插话……我们家总是这样……如果你继续打断我，我就站起来走人……你为什么要带我来这里？"等。更不用说会拉开距离，增加对立的非言语交流。尽管这些中断有时在语气或姿态上不太友好或具有一定攻击性，治疗师也不必感到担忧或认为它们就是不正确的。相反，这些中断必须被治疗师理解和肯定，因为他们增加了治疗师对关系动力及家庭中不同位置和角色的了解。此外，前来接受治疗的动机可能存在极大的反差。有人会说"治疗是拯救家庭的最后机会"，有人会说"我不相信心理学"，也有青少年会愤怒地宣称"我真的不喜欢被带到这里……是他们强迫我来的"。

治疗师的焦虑

治疗师如何体验这一切是一个非常复杂的问题。通常这些沟通方式会让经验不足的治疗师感到焦虑，采取防御或评判的态度，或者充当"交通警察"的角色，又或者屈服于家庭中更有权力的人。面对家庭中截然不同的动机时，有一种可能的风险是牺牲其中一个来支持另外一个，而没有保持充分的中立和平衡。结果通常是治疗师会感到自己无用、无力或被操纵。此外，治疗师的焦虑还与衡量成功或失败的标准有关，如感到他的表现将由他面前的家庭来评价，但更多时候是感到将由督导师和单面镜背后的观察小组评价。根据普遍存在的共识，通常主要的担忧是家庭的脱落，"如果他们不再回到治疗，那就是我的错。"而不是专注于渴望真正了解这个家庭并建立一些真实的联系，我们可以将其定义为真正的"治疗性的联结"。许多受训治疗师都报告了这种被评价的体验，并且感到来自观察室的压力比来自治疗室的压力更大。这证实了治疗师个人培训的重要性，治疗师需要随着时间的推移加深个人和专业成长，以此克服自己在干预中的困难和局限。出于上述原因，督导师的积极在场，以及会谈期间的对讲机可以帮助受督者站在一个"元立场"去观察眼前发生的事情，而不会感到过度卷入或焦虑。治疗师可以激活他们的好奇心，专注于临床工作的原始材料及如何组织这些材料的形态和形式。因此，欧文·亚隆、萨尔瓦多·米纽庆和毛里齐奥·安多尔菲等将治疗描述为一种艺术形式。在这种艺术形式中，直觉、创造力、想象力、幽默和有趣是必不可少的品质，并且应该是治疗师专业工具包的一部分。显然，这种自由表达的能力只能经过多年的培训和临床经验的试错才能获得。我们都清楚地知道，想要一夜之间从"做治疗"到"成为一名治疗师"是不可能的（惠特克的说法）。从踏上这个充满魅力的专业旅程那一刻起，治疗师就注定需要在临床环境中持续多年一点一滴地积累和整合知识与个人成长，取得在个人转变性过程中的改变。

沙袋的功能与治疗共鸣

在我接受霍尼的精神分析培训期间，我首先以一个患者的身份，然后以一个精神分析学校的候选人身份，了解到愤怒、言语暴力甚至诱惑都是来访者在治疗中发起的行为，与治疗师无关。这些行为是来访者对分析师的投射，本质上与来访者生活中的消极经历有关，这些消极经历可能来自低自尊和困难的家庭关系。我们相信，同样的现象也适用于家庭治疗师。不同的是，在这种情况下，投射是多重的。因此，一个好的治疗师的作用就是把自己当作一个沙袋，能够在不受伤害的情况下将无论是好还是坏的能量传递回去，避免将来自家庭任何一个成员的消极情绪或挑衅视作是针对自己个人的。事实是，没有人是来解决和治疗师之间的问题的，治疗师只是家庭冲突再现的幕布。

然而，我们不能低估治疗师的个人共鸣及治疗师与家庭带到治疗

中的主题的关系。这些共鸣可能会使治疗师陷入瘫痪，无法与会谈中
的冲突和情感激活保持距离，导致治疗师不堪重负。这样一来，治疗
师就有可能将与自己的家庭事件相关的痛苦经历和在治疗过程中出现
的与来访相关的失落、愤怒或恐惧的情绪混淆起来。知道如何处理自
己与家庭的互动中出现的情感反应是重要的，同时也是复杂的。深入
地分享经验让我们能够在相互影响或互惠的人性层面上交流。当治疗
师能够充分意识到自己和家庭的界限时，他就更有能力进行自我暴
露，而不必害怕自己的个人共鸣会带来干扰。与此同时，如果治疗师
还没有克服依赖的问题或与自己的家庭世界隔离，或者在他的核心家
庭中还有未愈合的伤口（例如，伴侣危机或敌对分居），以及还没有
达到足够平和的心态来面对自己的丧失和逆境，那么他就很难做到这
一点。当然，人无完人，但在治疗中意识到自己的局限和自己处理情
绪的方式是非常重要的，只有这样，才能避免在前来寻求帮助的家庭
的复杂情感世界中迷失方向。

信任与归属感：督导关系的关键点

　　督导不仅仅是一种技术或策略工具，而是一种基于信任和归属感
的相互增益的关系。督导师在不过度保护和替代受督者的情况下与受
督者建立深层次的联结，而受督者在没有防卫的情况下接受自我暴
露，这种关系会不断发展并富有成效。督导师能够触及受督者的不安
全感，帮助他更好地促进自我协调，并利用内部资源来支持他处理困
难的能力和想要真诚地帮助来访的愿望。这一切都是一个漫长的过
程，在每次治疗的当下，督导师都会观察和支持受督者对家庭的干预

和行动。如果督导师觉得他陷入了僵局，或者没有在相关或重要的沟通、互动上停留足够长的时间，或者没有看到家庭成员之间重要的情感交流，督导师就会通过对讲机呼叫他。督导师采用直接的干预方式来帮助受督者，设身处地地理解他的思路并与他交谈。必要时，还会邀请受督者改变视角或位置，以更好地观察眼前发生的事情。

督导师存在的重要的意义在于引导受督者在学习过程中掌握治疗的关键。学习在单次治疗中应该做什么和带着清晰的计划与家庭进行长期工作不是一回事。督导师的一个目标是为受督者提供一个明确的干预模型，对于我们学院来说，对应的就是为干预提供框架的多代模式。同时，除了在治疗陷入僵局的时刻加以纠正，督导师还必须支持受督者运用自己的关系技能，了解他的想法和情感反应，并让这些反应在干预中发挥作用。特别是刚开始学习时，一个可行的做法是先经历模仿和认同督导师的过程，随后受督者可以逐步地在治疗中更自由地以积极的方式使用自己的情感共鸣，表达自己的意见，摆脱督导师的模式和建议。重要的是，不要让受督者感到被灌输（"你必须这样做或那样做"），也不要让受督者感到被遗弃（"你想做什么就做什么"）。所有这些做法的基础理念是学习要以直接和同步的方式进行，这意味着要与寻求帮助并期望得到具体、有效支持的家庭一起克服他们在关系上遇到的困难。

我清楚地记得，作为一名刚过30岁的年轻治疗师，我是如何试图在费城儿童指导诊所采用萨尔瓦多·米纽庆和杰伊·海利的干预模型的。在治疗过程中，我常常模仿米纽庆的习惯，双手撑着头，身体向后靠，双腿伸直，或者与家庭中的孩子一起在地板上玩耍。我甚至会模仿他的声音和语调，因为这给了我很大的安全感。海利作为督导师在单面镜后的干预非常有策略，我也很容易遵循他的指示。同时，他给我充分的自由让我能够按照自己的直觉行动。我在另一本出版的书中描述过一个案例（Andolfi，1979，2017），11岁的黑种人男孩亚历克斯患有大便失禁，对此，我的想法是将他的退行性症状与他想要跟分离多年的父亲重新联系的愿望相连接。海利鼓励我按照自己的思路独立地开展工作，于是我在儿童指导诊所的自助餐厅与这个男孩单独会面。我鼓励他到费城南部地区的大卡车停车场寻找他的父亲，因为亚历克斯记得他的父亲是一名卡车司机。寻找父亲的行动成功了！哪怕是在今天，回忆起亚历克斯和他父亲重逢的那次会谈，我依旧感慨万千。海利在单面镜后观察这次会谈，他告诉我，消除大便失禁的方法有很多！

批判性思维的获得

有时，我会怀疑20世纪70年代是否有更大的自由度来进行实验和创新，因为我们不得不发明干预的方法和策略。在当时，只有极少数家庭治疗培训学校开设学位教育的项目，大学也还没有将心理治疗纳入自己的知识体系，这导致了教师和学生被严格管理的风险。当治疗被要求遵循在大学环境中建立的严格的实践方法和模式时，直觉、常识、创造力、激情等往往会丧失殆尽，这有可能让教师和学生受到高度的限制。想想过去几十年里，随着《精神疾病诊断与统计手册》发布了诊断分类，越来越多地使用基于循证的生物干预措施之后发生的事情，就已经足够可怕了。到底谁来决定证据的标准？

由于将学生置于特定的模式具有保护性，教导受督者承担更多个人风险变得更加困难。为此，在1992年召开的第一届欧洲家庭治疗大会上，马玛拉·塞尔维尼·帕拉佐利热情洋溢地宣称："培训往往对治疗师起到保护作用。相反的是，治疗师不能像兔子一样，必须要勇敢地冒险去接触家庭的痛苦。"谁知道30年后的今天，年轻的受督者和他们的督导师是否还在面对同样的挑战呢？然而，塞尔维尼·帕拉佐利自己也意识到，受督者在学习如何进行会谈和掌握治疗过程的基础方面面临困难。因此，她在米兰的学校提出了团队合作的想法，鼓励受督者能够从单面镜后用观察和倾听的方式学习资深治疗师如何进行家庭治疗。就我个人而言，在多年为学院受督者提供直接督导的过程中，除了传统的督导方式之外，我还采用了"混合方式"，即我自己作为一个资深治疗师，由一名年轻的受训者作为我的协同治疗师，其余的培训小组在单面镜后观察。我从头到尾亲自指导治疗过程，并与一个学员共同进行治疗，尽管他没有太多经验，但他被我，甚至被家庭视为一个真正的协同治疗师。此外，这种模式允许小组学员观察治疗的不同阶段，并建构治疗过程的心理模式。

培训小组作为观察者-参与者的资源

由于受训者通常是经验不足的年轻专业人士，最初我们认为最好让他们和治疗过程分开。然而，随着时间的推移，我们逐渐发现，与其将他们视为完全的新手，不如将他们视为一种资源，将他们与督导师一起作为家庭治疗团队的一部分介绍给家庭。接受治疗的家庭也因为感受到被许多专业人士关心而感到开心。这也推动了督导师将学员的反思和建议视为治疗师和家庭的重要资源。这形成了一个"智库"的概念，一种服务于治疗的集体思维。同时，小组也在情感上参与治疗过程，成为参与治疗的同事的情感容器。

　　单面镜是一个灵活的分隔，可以通过对讲机从一侧向另一侧传递信息，还可以邀请治疗师短暂离开治疗室，去观察室与督导师和小组一起反思，然后再返回治疗室。单面镜也可以成为将家庭暂时划分为若干子系统的一种方式。例如，可以邀请儿童和青少年在单面镜后面倾听和观察他们的父母交谈，或者相反，可以邀请父母在单面镜后面观察他们的孩子讨论他们关心的事情，如兄弟姐妹之间的关系。在这种情况下，从镜子后面单向地观看和倾听会增加好奇心和行动力，并有利于提高整个治疗系统的灵活性和创造性。同时，暂时将父母子系统和子女子系统分开是一种保持代际间明确界限的具体而有效的方式。人们普遍认识到，如果家庭中的边界受到破坏，无论是把孩子带到成人的位置，还是让像孩子一样行事的成人放弃父母的位置，都可能让家庭遭受痛苦。

如何改变会谈的语境

　　关于语境及其作为系统理论中人类交流公理的一部分意义，已经有很多论述了（Watzlawick et al, 1967）。建构治疗联盟的一个基本要素是第一次接触时所创造语境的质量。有时，治疗师会被某个家庭成员在治疗过程中带来的言语内容所淹没，从而可能低估言语交流所处的语境，甚至忽视风险，直到发现自己陷入了一种瘫痪的境地。

　　为了避免这种风险，我们建议受督者在督导师和小组成员的帮助下，通过简短的模拟和雕塑，来练习如何基于非言语交流和动作来转变消极语境。例如，当一位来访者因为被背叛而将他的伴侣带来会谈，并坚持要求对方认罪，就好像他们在法庭上等待审判一样，治疗师站在原告一边，这时就会产生批判或指责的语境。这种情况可以由小组的几位成员使用空间来进行雕塑。受督者必须首先能够想象和感受这种消极情况的限制，并通过修改参与雕塑者的姿势、动作和面部表情来改变这个语境，以便实现会谈的转变。在另一个例子中，家庭中的父母因为孩子的药物依赖和在学校的暴力行为强行将青春期的孩子带来会谈。在这种情况下，治疗师也被鼓励将消极情况转变为积极语境。在一些情况下，可以模拟一个医学-精神病学语境，即父母双方因非常担心孩子的症状带孩子来治疗，并向治疗师展示了一系列的心理测试或精神病学评估，他们期望治疗师遵守这个评估的结果。通常，我们希望受督者通过空间和动作的使用来提升心理灵活性，从而在家庭探索中改变僵化和功能失调的状况，寻找促进改变的资源。然而，在培训小组这样一个保护性的环境中模拟现实是一回事，而当前来治疗的家庭的紧张和担忧程度随着时间推移而增加时，将这些想法付诸实践又是另一回事。

卡洛和涂鸦

　　督导师通过对讲机联络治疗师，帮助他应对可能阻碍他与来访者家庭交流的僵局。例如，来访的是一对父母，他们因5岁独子卡洛表现出的自闭症状而担忧。母亲是一个头脑简单、意志坚定的人，她非常担心卡洛的诊断结果。她愿意为这个孩子做任何事情，甚至她的整个生活都围绕着自闭症治疗中心和精神科专家转。父亲是一名田间工人，与妻子相反，他倾向于淡化卡洛的问题。这种想法可能部分源自他有限的人际技能和简单的人生观，他认为所有问题都会随着孩子的成长而逐渐被解决。由于父母以不同的方式看待卡洛的问题，为了评估卡洛与家人的互动方式，他的儿童精神科医生建议进行家庭治疗。

卡洛一进入治疗室，就蜷缩在房间角落里，把自己孤立起来。母亲开始详细描述卡洛五年来遭遇的所有困难，以及她陪同卡洛看专家的全部经历。她的丈夫心不在焉地听着，完全无法插话或打断妻子。除了描述卡洛的所有消极行为外，她还欣慰地提到，孩子的涂鸦画得很漂亮。治疗师几乎被母亲的言语轰炸催眠了，并没有注意到这个细节。这时，督导师打来电话，温和地打断了母亲的独白，并调动父亲和孩子的注意力。督导师建议治疗师鼓励父母一起在房间中间的小桌子上画出他们在乡下的房子，那个他们和宠物们一起生活的地方。这个建议的目的是激发喜欢涂鸦的卡洛的兴趣，让他对父母的绘画产生好奇，走出孤立的状态。更重要的是，父母的绘画可以分散对孩子及其问题的注意。我们都很清楚，越是放大一个孩子的问题，他就越会固执地保持退缩的姿态。治疗师接到督导师的电话后似乎如释重负，电话打断了母亲的独白，也使治疗师摆脱了瘫痪的状态。他就像督导师建议的那样，拿起纸和彩笔，请父母画出他们的房子。画房子也调动了父亲，比起谈论卡洛的问题，他更乐意展示他居住的地方。母亲也显得更加放松了，她愉快地参与进绘画，提到了农场里的所有动物，卡洛对它们都很有感情。最令人惊讶的是，卡洛在短时间内产生了变化。当会谈的焦点不再集中在他的问题上时，他走近了父母画画的桌子，拿起一个记事本开始画他自己的涂鸦，仿佛这些涂鸦是画作的签名，他还告诉母亲，她忘了在农场动物名单里加上母鸡。

约翰尼和错误的领养

约翰尼是一个17岁的黑种人男孩，来自科特迪瓦（原来的象牙海岸，Ivory Coast），7岁时被一对法国夫妇收养。他的父母不知道该拿他怎么办，他们虽然很关心他，却产生了把他送回去的想法。约翰尼不尊重父母，对他们进行言语和身体攻击，既不学习也不工作。与他们一起工作的治疗师是一位即将完成家庭治疗培训的法国精神科医生。这是治疗的第一次会谈，在这个案例中，我们也要关注治疗的语境。约翰尼坐在那里，双腿伸直搭在另一张椅子上，他坐的位置离交谈中的父母和治疗师很远。大约过了半小时，治疗室里的情况还是没有任何改变。约翰尼保持着挑衅的傲慢态度，依然远远地坐着，把脚搭在椅子上，仿佛在说："对我来说，你们根本不存在。去死吧！"治疗师试图安抚渴望向他倾诉的父母，但并不成功，并且对这个无视他的存在、嘲讽所有人的男孩产生了强烈的不安感。

在这种情况下，督导师选择让治疗师离开治疗室，加入单面镜后面的小组。离开治疗室这一事实本身创造了打断治疗连续性的契机：父母描述了他们对亲子关系的绝望，约翰尼则仿佛置身事外，表现出抗拒的态度并制造了一种有毒的语境。经过简短的反思，为了理解治疗师在会谈中的情绪和无助感，我们试图找到一条出路。如果不与这个男孩建立治疗联盟，就很难改变治疗语境并处理这个家庭的问题。治疗师在与督导师和小组的讨论中着重谈到他担心自己与男孩未能建立治疗联盟的问题："我很想让约翰尼参与进来，但我不知道该怎么做。而且父母在倾诉他们面对这个难以应付的儿子的痛苦时根本停不下来。"这时，督导师建议治疗师："跟这个男孩谈谈科特迪瓦吧。"如果治疗师能够展现出对约翰尼原生环境的真实兴趣，而这个男孩也接受这一点，也许就能开始建立治疗联盟。更长远的目标则是帮助父母在更和谐、不那么两极化的语境中重新进入他们儿子的原生环境，而不必担心重新揭开过去的伤疤。

　　在几本出版书籍中（Andolfi & Haber，1994；Andolfi，2004；Andolfi et al，2011；Andolfi，2017）和本书前一章中，我们强调了将许多家庭当下的问题与迁居和移民经历联系起来非常重要。就领养而言，我们深知两者如何相互交织，以及它们有时会相互冲突（Andolfi，Chistolini & D'Andrea，2017）。总体来说，先探索孩子明显和具体的丧失经历更为有益。在青春期，这些经历经常表现为对领养父母的完全拒绝。

　　督导师建议治疗师探索孩子在科特迪瓦的经历时，先从那些和被遗弃经历不直接相关的、痛苦程度较低的方面开始。治疗师带着一幅非洲地图回到治疗中，走近这个孩子，他请约翰尼展示他的原籍国和他出生长大的地方的具体位置。约翰尼对这一邀请的回应将是一个非常重要的信号，可以决定这样的对话是否要继续进行。治疗师可能会问约翰尼对那个地方、食物、音乐或人们的穿着打扮有什么记忆，这些肯定与法国大不相同。此外，由于治疗师来自阿尔及利亚，如果愿意的话，他还可以分享一些关于自己从非洲移民到法国时的故事，以及他移民时带来了哪些和自己的原籍国相关的东西。披露一些关于自己的真实信息，特别是与对话中探索的内容相符的事情，有助于降低来访者的防御，初步建立信任。只有治疗师能够**在现场**赢得约翰尼的信任，才有可能改变对话的语境，父母也才可能拥有重新与儿子建立联结的希望，避免**把他送回去**这一绝望的选择。治疗师从单面镜后的小组那里得到了极大的支持，他拿着一张世界地图回到治疗室，开始了和约翰尼对科特迪瓦的探索之旅。约翰尼对突如其来的氛围变化感到惊讶，他把脚从椅子上放了下来，开始在地图上标出自己在科特迪瓦出生长大的地方，而父母也靠近地图所在的桌子。通过这种方式，我们终于有机会建立起一种以治疗室和观察室两组人为基础的治疗项目。

协同治疗的督导

协同治疗是一种特殊形式的心理治疗，在这种治疗中，两位治疗师以平等的方式在同一时间、地点与一个家庭或一对伴侣一起工作。这样，治疗师不仅与家庭成员建立联系，而且彼此之间也建立联系，这种多重关系成为整个治疗过程的基本要素（Selvini Palazzoli & Rusconi，1970；Roller & Nelson，1991；Napier & Whitaker，1978）。当我们单独面对家庭或单个来访者时，我们有可能面临自动参照性思维的风险，很难进行自我批评。为了避免这种风险，我们稍后将谈论**内在督导**的建构，它将使得你能在治疗过程中持续与自我对话。

两人共同参与治疗无疑更有利于相互调控治疗干预，更重要的是，它带来了一种成长体验和专业提升。在特定情况下，两人中的一人可以更积极地与来访家庭互动，而另一人则可以更超然地观察同事与家庭之间的互动，两人在治疗过程中随时准备交换位置。参与协同治疗的两位治疗师必须更多地暴露自己，因为他们必须随时接受彼此的想法、感受和直觉，相互交流，直面彼此，以形成**治疗中的"我们"**（Andolfi，2017）。在治疗过程中进行治疗师之间的对话以交换不同的意见和感受对来访家庭来说可能很有帮助，他们可以欣赏这种坦诚、公开、尊重的方式来表达多样性。包括两种性别的治疗师的协同治疗可以带来额外资源，尤其是在伴侣治疗中。在督导师–受督者关系中，前者的关注主要集中在受督者及其专业成长上。而在协同治疗的情况下，将形成一种三角关系，督导师的工作是促进两位治疗师更好地整合协同。督导师需要发现每个治疗师的资源和个人局限性。同时，他必须能够与两位治疗师保持足够的平衡距离，而不偏袒其中一方的思维和态度，就像父母对待两个孩子，目标是建立信任关系，从而实现真正的归属和合作。督导师与其通过对讲机呼叫治疗师并选择要请谁来干预僵局、把谁排除在外，不如要求两个治疗师都来到单面镜后，促进三人对话，这样两位治疗师就能带着共识回到治疗中。督导师技能的重点在于确认每位受督者各自的资源，包括他们对治疗关系的不同想法和感受。并且，督导师需要洞察两位治疗师作为搭档的微妙关系，促进相互协调和倾听，尤其是将可能的分歧转化为新的机遇。

随着时间的推移和经验的积累，我们已经能看到两位协同治疗师之间原本有竞争和冲突的关系变得更加和谐和有建设性。在这种关系中，双方都能够在认知和情感层面上表现出好奇和开放。在治疗过程中，两位治疗师的个人和职业成长将使他们得以克服对督导师能力和魅力的恐惧和依赖。也就是说，他们能够以批判性的方式对待督导师的建议或指导，而不是将其理想化。成长和分享深刻的个人经历（类似于治疗师面对有困难的家庭时，对方向陌生人进行大量自我暴露的经历）可以说是一种天赋，也是一种特别的治疗资源。此外，成为搭档能使一对治疗师在培训计划之外一起讨论治疗过程，观看会谈录像，并一起准备培训课程的结业论文。

协同治疗是全球公共精神卫生机构内部首选的临床干预模式，因此，学会在培训小组中组成搭档工作是建立职业自我的重要基础。同时，作为一对搭档的关系，虽然涉及各种复杂问题，却更接近生活经验中的关系。生活中的关系正是由横向层面（如伴侣或兄弟姐妹的关系）和纵向层面（如父母和子女的关系）的不断协调、适应所组成的。在协同治疗这种关系中，培训小组也是一种重要的支持，由小组报告的观察和觉察对于治疗师搭档的个人成长和共同成长都非常有价值。在这种治疗模式下，督导师需要变得像一个教练，促进整个小组自尊的发展和相互尊重的提升。

当一个家庭成员参与到督导过程中

大约三十年前，在心理治疗过程中，督导师可以从单面镜后呼叫一个家庭成员，而不是呼叫治疗师。这个创新想法是偶然产生的。

改变督导的规则：费萨的案例

我被多伦多一家知名的家庭治疗中心邀请去为费萨和她的家庭做咨询。费萨当时18岁，来自孟加拉国，患有严重的厌食症。她一直接受着各种治疗，包括药物治疗、营养治疗、个体治疗和团体治疗。她的家庭成员包括母亲、父亲和妹妹，全家都和当地一位叫丹尼尔的治疗师一起工作，开展家庭治疗。由于普通心理治疗和所有其他干预手段的效果都有限，丹尼尔期待安多尔菲能够创造奇迹，寻求了一次咨询。我已经多次被邀请去多伦多的这家机构开展家庭咨询。之前的咨询效果都很好，这或许促使丹尼尔期待相同的结果能发生在费萨身上。和费萨家庭的咨询工作在先前的书籍（Andolfi & Haber，1994）中有详细的描述。

在这里，我会将重点放在这次会面的督导形式上。这次会面的督导形式非同寻常，因为在家庭和整个治疗系统中都产生了非常重要的转变。多伦多的这次经历之后，我对督导的过程进行了大量的反思，开始理解督导师、治疗师和家庭三个实体之间的相互作用可能改变，而且督导中有可能直接激活家庭成员（甚至是被定义的来访者），而不只是通过对讲机激活治疗师。系统理论描述了循环的基本公理，在这一公理中，三角形的三个顶点，A、B、C之间的关系能够以循环的方式被观察，也就是说，可以从这些点中的任意一个点出发，将其与其他两个点连接起来。既然如此，我们需要问自己，为什么总是必须要督导师（A）激活治疗师（B）以便接触到家庭（C），而从未改变过循环的方向。但是所有这些想法都是很久之后才浮现在我脑海中的。在多伦多，这是一个简单的由直觉形成的实验，没有任何理论基础。这之所以成为可能，是因为有单面镜和观察室，使得加拿大机构的员工能够听到和观察到我与家庭的咨询过程。事实上，所发生的事情大不相同。我在观察室，在甚至还没有见过来访家庭，或者向他们进行自我介绍的情况下，通过治疗师向治疗室中的家庭传递了一条挑衅性的信息。那次治疗以下面的问题开场："如果多伦多的咨询失败了，孟加拉国的咨询也失败了，一个来自罗马的治疗师为什么有成功的可能呢？"治疗师虽然对这个问题的性质感到怀疑和惊讶，但他还是将问题在治疗中呈现了出来。与此同时，我和一群观察者在单面镜后面等待着来访家庭口头的或者类似的反应。短暂的沉默之后，母亲颤抖地问道："为什么安多尔菲教授认为一切都已经失败了，没有希望？"治疗师向来访家庭回答并解释了我的信息。他引用那些证明和费萨的治疗工作没有产生积极结果的数据和事实，来展现失败的证据。之后父亲激动地回应了很多细节，并表示，之前所有的治疗师之所以失败，是因为费萨没有被合适的医院，也就是进食障碍的专科医院接收。妹妹板着脸沉默地坐着，就好像是由于姐姐占据了所有的空间，她不得不情非所愿地待在那里。作为治疗师，我们目睹了多少类似的家庭，青少年的兄弟姐妹在家庭中感到被忽视，他们是"正常的"因而无法成为父母关心的焦点。费萨的面部表情和其他人均不同，即便她不说话，你都能够感受到她在深思，她能理解我的挑衅性问题所带来的挑战。她将头转向单面镜，我感觉到和她可能的治疗联盟开始了。

　　不到10分钟，我通过对讲机呼叫丹尼尔，并温和地请他把话筒递给费萨。尽管我曾预计某个时间会加入治疗，但还不确定何时加入。最后，让人惊讶的是，我最终没有加入第一次治疗，而是一直在单面镜后面干预。而且，在治疗过程中，我一直呼叫的是费萨而非治疗师。费萨非常高兴地应答我，遵循我的建议和指导，就像一位系统治疗师一样。她很高兴能在治疗中担任如此有力和特殊的角色，因为厌食症，她在家里也是这样的角色。最主要的不同在于，她在会谈中的角色具有建设性和积极价值，而不是这么多年她在家里所扮演的那种具有破坏性和专横的角色。打这通电话的目的在于激活她的父母，并探索非常痛苦的家庭话题，如父亲的**象征性死亡**（他放弃自己的父亲角色，将一切推给医院）、这对**伴侣关系的可能死亡**（丹尼尔先前提到父母之间非常疏远和冷淡的关系）和外祖母实际的死亡。这一关于丧失的信息是费萨突然提到的。在之前和丹尼尔的治疗中，他从未提及这一死亡事件。听到这个仅发生在两个月前的丧失，丹尼尔感到非常地惊讶和难过。费萨的母亲泪流满面，说由于费萨的病情，对她来说回孟加拉国参加母亲的葬礼是不可能的事情。这次在费萨协助下的督导似乎打开了一扇希望之窗，费萨对此帮助很大，因此我决定将与家庭的直接会面推迟到下午的第二次会面时。这次会面结束时，费萨向她的父母提出了我的请求，邀请和他们一起从孟加拉国移民过来的最好的朋友参加第二次会面。朋友们以一种非常活跃的方式参与了第二次会面。他们生动地描述了自己在孟加拉国的生活，使这个国家活灵活现地出现在治疗中。让人感动的是，这位父亲在之前的治疗中可能会觉得受到了攻击，但他却热情地和我握手打招呼，并强烈地表达了我对他们生活的影响有多大。有时候，不在场的存在会有一种神奇的效果，就像有人代替你在场一样。在这种情况下，费萨代表我说话，并在那个场合使用了她自己健康和敏感的部分。

一只柔软的小手

在对一位经验丰富的治疗师督导时，我决定从单面镜后面呼叫一个7岁的小孩来帮助我履行督导师的职责。治疗被家庭中的妻子所主导，她过度谈论着自己的丈夫，而她的丈夫似乎无法阻止她，也无法自己表达些什么。有趣的是，在这个动态的过程中，孩子在黑板上画了两个人物画像，一个人物体型很大，长了一张大嘴，下面是一个身形较小、弯腰的人。谁知道他想通过这幅画告诉我们什么呢？治疗师很紧张，也感觉到很难阻止这位母亲说话。他没有意识到他的口头干预（包括问问题和持续看向小孩母亲的方向）进一步激发了小孩母亲更多主导治疗的行为，但这并不是他的目标。我的第一个冲动是想呼叫治疗师，向他解释或许最好不要继续和母亲交谈，而是暂停或者沉默，满怀希望地等待父亲鼓起勇气开口表达。但是后来我选择呼叫治疗师，请他让小孩接电话。这一干预本身创造了等待父母和治疗师的停顿和情境。小孩知道我在单面镜后面，在这样一个令人惊讶的"大人的"请求面前，他神采奕奕！我给这个孩子以下信息："你好，桑德里诺，你能把你的小手轻轻地放在治疗师的嘴前面吗？他很敏感，他会理解这个信息。也许那时爸爸会鼓起勇气开口说话，他可能不再是你在黑板上画的那个弯腰低头的小人了。但是不要告诉别人，只是把你的小手放在治疗师的嘴前，然后坐下。谢谢你！"桑德里诺似乎很乐意执行这项任务。他靠近治疗师，用手捂住治疗师的嘴几秒钟，然后回到他的椅子上。在经历了片刻的沉默和普遍的惊讶后，母亲肯定地说："我明白了。我总是说得太多，对此我很抱歉！"就好像桑德里诺的小手神奇地从治疗师的嘴传到了母亲的嘴。接下来是几秒钟的完全沉默，但在最后父亲打破了沉默，他找到了以第一人称表达自己的勇气。这极大地改变了现场氛围，每个人都似乎更有能力，也更愿意倾听，包括治疗师，他会记得那只小手和它在整个督导期间包含的有力信息。这个男孩的手势将留在他的脑海中，在对来访者的治疗中作为警钟来激活自我意识，使对话暂停，并能够倾听每个人的声音。

拥抱母亲

我们正在进行一场非常活跃的治疗。两个分别为7岁和9岁的男孩不停地转圈，没人能阻止他们。"他们从出生起就这样！"这位沮丧的母亲哀叹道。她告诉治疗师因为患有血友病这种遗传疾病，所以两次怀孕都非常艰难。除了疾病的压力之外，这位母亲似乎还特别为她怀孕期间的记忆所动容，因为她的母亲在两个孩子出生年份之间的那一年突然去世。"在我人生最困难的时期，她丢下了我！"母亲流着泪说。丈夫坐在她身边，但他看起来更像一个大儿子，而不是真正的支持者。治疗师本想在治疗的这一时刻支持母亲，但他似乎对治疗中的噪声和孩子们持续不断的移动感到恼火，而且这种情况似乎在母亲哭泣后变得更加严重。那时，我决定呼叫治疗师，让他把电话递给年龄大一点的男孩吉诺。吉诺非常高兴，停了下来，对我的请求感到惊讶，他拿起电话准备听我说话。"你好，吉诺，我叫毛里齐奥，是你治疗师的督导师。你愿意帮助我吗？"这孩子高兴地答应了。我接着说，"现在你需要靠近你的母亲，跳到她的腿上，给她很多拥抱。此时此刻，妈妈很伤心，她在哭，她需要拥抱，你可以给她一个小小的吻，如果你这样做的话，西蒙尼也会跟着你这样做。你能为我做到吗？但是，什么也别说。抱抱她。妈妈会理解的。"这一打断让西蒙尼也停了下来，而吉诺因被打断完全沉默下来，他靠近母亲，用手擦干她的眼泪，坐在她的膝盖上，开始温柔地爱抚她。这时，西蒙尼也跳到母亲身上，开始亲吻她。他们看起来像两只正在亲切地帮助受伤母亲的小牛。情境发生了神奇的变化，母亲被他们的拥抱所抚慰，说这两个孩子是两颗宝石。然后她继续讲述她人生中最重要的事件，丈夫也以成熟的成人方式参与到了治疗中。治疗师感觉更自由了，从那时起，他能以全新的能力主导治疗。他亲身体验到，只要孩子们被认为是重要的，并有能力能将噪声变成神奇的拥抱，那他们就真的能在治疗中改变他们的行为。

在本章的最后，我想再次概述，除了考虑督导师和治疗师之间的相互信任程度之外，督导师的干预必须根据每一位治疗师的独特个性和临床经验进行调整。例如，督导师要求将电话递给儿童或青少年，这看似简单，但却有几个含义。第一，治疗师必须足够成熟、有胜任力和对自己有安全感，这样当他被要求把电话递给儿童时，才不会担心自己会失去对治疗的控制力。第二，督导师和治疗师必须共享相同的治疗模式——这种治疗模式的目标是将家庭资源作为治疗的主要要素予以激活。这要求治疗师具有灵活性和创造性，有能够识别问题儿童、问题青少年或功能失调夫妇的治疗能力，并且不会感到自己的专业能力被剥夺。相反，不以居高临下的姿态为家庭服务需要很强的能力。第三，治疗师必须能够以真正循环的方式使用系统理论，推翻认为权力和能力完全掌握在治疗师和治疗机构手中的逻辑。最后，治疗师必须能够倾听儿童的声音，并与儿童一起玩耍。

6. 作为一种转变过程的间接督导

众所周知，不仅是在实习期，而且是在整个职业生涯中，任何治疗师都需要持续的督导。大多数情况下，治疗师接受的是间接督导，也就是在专家督导师的指导下，对一位治疗师或整个团队的临床材料进行介绍和讨论。事实上，在精神卫生系统、儿童和青少年医院、儿童指导诊所，以及其他伴侣治疗、家庭暴力或虐待儿童服务机构中，督导都是至关重要的。总之，以各种不同的方式干预社会、家庭和个人困难的公共和私人机构中都存在督导。正如前面的章节中所描述的那样，尽管直接督导的作用是显而易见的，但在机构设置中，并不总是能够利用单面镜或治疗的闭路录像进行督导。我们有大量与督导主题相关的文献（Anderson，Rigazio-DiGiglio & Kunkler，1995；Vernon & Turner，1978；Liddle，Breulin & Scwartz，1988，Nichols，Nichols & Hardy，1990；Deveaux & Lubel，1994，Haber，1996；Wong，Wong & Ishiyama，2012）。在本书中，我们并不试图对督导领域的科学成果及其临床和研究意义进行分析或综述；只是想描述在培训和机构设置中，笔者在间接督导领域的多年经验。在这两种情况下，一个团队或小组的存在是至关重要的，因为这代表了一种情绪容器和一种集体意识。我们的模式与英国的模式截然不同。在英国模式中，大多都是一个治疗师接受个体督导，这种一对一的督导模式被认为是富有成效的，并且被视作训练的一部分。在我们的思维方式中，这种体验的主要行为者是督导师、治疗师（或协同治疗师、小组及间接"来访者"）。间接的"来访者"就是正在接受治疗的个人、伴侣或家庭，即我们会在督导中讨论的他们。

例如，毫无疑问，了解治疗师工作的具体环境、机构任务，以及提供督导的机构（例如，医院、精神卫生中心或学校系统）非常重要。因此，我们需要对围绕特定问题出现的不同服务和不同专业角色有一个系统的认识。尽管干预模式和理论的前提是相同的，与针对一群专业治疗师的继续教育和技能提升而开展的个体督导相比，这是一种更加复杂和多样化的体验。不管干预范围的背景和自由度有何不同，根据我们的理论模型和临床经验，让督导具有特点的统一要素在于对**治疗师个人**的关注，治疗师必须能够将自身的个人-家庭方面的发展与其专业技能相结合。督导工作会促进治疗师在临床工作中职业自我和个人自我的平衡。另一个不可或缺的基本要素是使用多代人的视角来观察关系和家庭功能失调，并在面临任何特定问题时引发对个人、家庭和社会资源的探索。间接督导也需要在治疗师和督导师之间建立信任和连接。由于不能在单面镜后面观察治疗过程或干预现场情况，督导师只能通过治疗师的报告想象治疗过程，并且只能在治疗系统的一侧进行专业操作。这样做的目的是，一旦治疗师描述的困难和僵局被克服，整个治疗系统将会更好地工作。

治疗师最常犯的错误

家谱图是治疗师在督导中用来描述临床案例的最广泛的工具。我们不打算讨论家谱图的结构和用途，因为这已经在前面的章节中详细讨论过了。我们只是打算概述一些导致治疗师犯错的常见情境和有问题的情境。之所以选择这种学校中的语言，如"错误"，是为了避免激活情绪反应，避免治疗师变得焦虑或不考虑督导师的观察就做出反应的可能性。人人都会犯错，如果我们付出更大的努力，如果我们明白需要改变什么，错误就是可以纠正的。当我们从案例描述转移到督导情境中治疗师或小组的经验激活时，我们将更广泛地讨论治疗师的共鸣和情绪反应。

倒立的漏斗

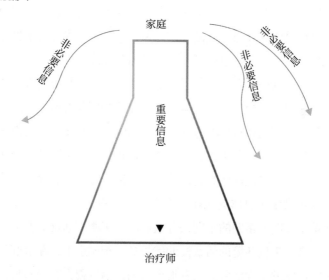

我们在以前发表的文章中用这个比喻描述治疗师的辨别能力。治疗师的辨别能力要像漏斗一样，来访家庭在治疗中提供的哪些信息和多少信息可以被选择通过漏斗的限制通道，而其他信息则会在漏斗外消散。使用漏斗这一比喻的目的主要是帮助治疗师避免被大量的内容淹没，而优先考虑对建构**治疗难题**更有用的数据（Andolfi，2003，2017）。我们可以利用相同的倒漏斗比喻来探索治疗师的选择能力。在督导中描述临床病例时，治疗师需要有能力选择让哪些信息、多少信息通过漏斗得以呈现。督导中，治疗师可能会像治疗中的来访家庭一样做同样的事情——几乎自动地报告要督导个案的大量数据。他们遵循的共同想法是提供的信息越多，我们就越能了解个案家庭的动力的和表现出的问题。除此之外，导致家庭接受治疗的个人问题/病理的严重性和持久性可能会促使治疗师谈论很多关于问题、诊断评估、其特征及家庭对该问题的担忧等内容，忽略（或次要考虑）家族史中的重要事件或丧失。这些重要事件或丧失仍然**挂**在家谱图谱上，而不被认为是相关的。在第一个描述阶段，督导师的目标是纠正方向，并鼓励治疗师只选择几条重要信息作为报告的开始，优先讨论贯穿了几代人的重大事件，这些事件可以成为个体问题陈述的框架。在这个更广泛的包括家庭和社会因素的层面上，有可能以更系统的方式评估个体症状和障碍，并相应地寻找从哪里，以及如何获得治疗资源。这种强调资源而将问题相对化的方式，并不意味着将其最小化或否认其严重性。相反，这是一种更广泛和系统的视角，去看待围绕个人或具体问题的全貌，目的是评估其关系性成分，甚至进一步寻找家庭的自然资源。我经常使用具体的比喻"有多少只援手……从哪里来的？"来概述在特定情况下帮助的不同来源造成的不平衡。通常情况下，问题越严重，来自机构环境的活跃援助就越多，相比之下，在家庭和社会环境中的援助就不太活跃。家庭很少参与评估过程，更少参与在机构内制定的治疗方案。

　　我记得为一位在澳大利亚儿童保护机构工作的治疗师提供督导的经历。在一个虐童案例中，有太多的机构参与其中。为了更好地理解这个复杂的案例，我让她挑选一些物品代表个案中所涉及的不同服务部门、团队或具有不同职能的工作人员，并将它们放在地板上。随后，我让她描述一下它们分别是谁、扮演什么角色，以及它们之间的关系。这是一个非常漫长而繁忙的展示，最终展示了23件物品！从这个意义上说，我觉得这种方式很难提供最佳的帮助。相反，我主张只需要激活少数明确的，特别是那些真正为家庭和社区服务而非取代他们的机构援助。这是一个由伦理价值观和信念组成的摇篮，通过一致性和治疗证据而发展成熟，我想把这些留给年轻一代。通过督导，我的目的不仅仅是提高治疗师的能力，更主要的是帮助他们反思自己的职业身份，以及反思从自身开始深刻转变的需要。如果这些发生了，伴随着在新领域中的发现，治疗可能确实会成为一次丰富的邂逅。

家庭治疗或偶尔有家庭成员来访的个体治疗

我们的基本想法是，需要解决和干预的问题，蕴含于家庭发展历史和危机事件之中，并且是有意义的，而不是相反。经常发生的情况是，个人病理的严重性和处理的紧迫性优先于家庭发展史，甚至家谱图也被简化为来访者文件中一个无关紧要的标注。我们不想最小化或忽视家庭成员的疾病或障碍，这都是由关系、生物、遗传或身心因素等造成的。相反，一旦在系统的多代际家庭视角下理解了这个问题，我们希望能对当前的问题进行有效的观察和干预。这一原则与主流社会或机构观点形成鲜明对比。后者认为必须观察、评估和治疗那个有特定问题的个体，就好像问题与该个体最重要的人际关系无关，家庭成员只是有时被视为问题的特殊信息来源。

在这种情况下，通过督导来纠正的最常见错误是混淆了家庭治疗与个体治疗。前者的目标是改变整个家庭系统，而后者则是偶尔有家庭成员参与，主要是父母。这些偶尔的家庭来访者积极参与到治疗中，是为了提供关于个体问题的详细信息，来帮助治疗师确定方向。这解释了这样一个事实，即在处理孩子的问题时，父母通常认为把其他兄弟姐妹带进治疗对于治疗本身是完全无关紧要的，他们不想让其他孩子错过哪怕一天的上学时间。而且，父母质疑邀请其他孩子参与治疗的必要性，因为他们觉得他们自身就足以提供有意义的信息了。此外，通常情况下，治疗师邀请兄弟姐妹参加治疗的请求没有足够的动机，治疗师的主要考虑是与家庭在治疗中表述的内容一起工作。只有当治疗师愿意将注意力从个体转移到作为观察和干预对象的家庭时，治疗中兄弟姐妹的存在才有意义。需要了解的是，观察兄弟姐妹的关系模式将为治疗师提供与整个家庭动力高度相关的信息。不幸的是，在机构设置中，根据医学和精神病学模式观察来访者，这种模式既没有空间也没有必需的能力将以病人为中心的治疗转变为以家庭为单位的干预。

最近，我一直在为一家儿童医院的进食障碍服务项目担任督导师，至少在理论上，那里有一个专门进行家庭治疗的部门。我发现自己一直在处理多层次的复杂问题。我发现，督导是针对高动机治疗师的，即使他们是专业团队的一部分，他们往往也只接受了非常有限的个人培训，还没有获得扎实的系统思维。所有这些都导致他们接受家庭预约的任何会面形式，好像选择会面的形式是来访家庭的决定，而不是治疗师的决定。因此，母亲或厌食症患者轮流进入个体治疗，有时在联合治疗中一起会面，偶尔父亲被邀请参加治疗，所有这些均没有任何明确的方案，都打着"家庭治疗服务"的标签。机构督导必须应对的一些挑战包括：与厌食症儿童的家庭成员建立共同动机的需要，以使他们感到自己是治疗过程的重要参与者；获得每个参与者的基本信任以提出联合治疗方案；与患者建立治疗同盟并使其感到自己有能力；邀请兄弟姐妹参加家庭治疗。另一方面，我们必须明白，医院是一个复杂的系统，由精神科医生、营养师和护士每天与病人互动的医疗模式所主导，他们一般很少考虑心理治疗，尤其是家庭治疗。而且，家庭治疗必须遵循医院规则，其中通常由病例管理人员负责治疗方案。团队必须讨论家庭治疗的所有阶段，包括和病例管理员一起获得正式许可，来邀请患者的兄弟姐妹也参与到治疗中。对这种需求，病例管理员通常会提出和来访家庭相同的困惑，并质疑兄弟姐妹要如何适应治疗方案。最重要的是，我们需要考虑首席精神科医生的角色，他可以影响病例管理员的选择。因此，我们可以看到一个已经很难处理的治疗项目，它需要整个家庭的动力和积极参与，还必须与医院的官僚体制和意识形态力量作斗争，因为医院有权确定治疗的优先事项、方向和限制。

治疗师的"T"在哪里

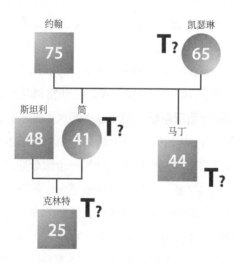

50年前，我是费城儿童指导诊所的临床工作人员之一，参加了米纽庆的团体督导。那段遥远时期的生动画面仍印在我的脑海中，我记得同事们非常希望向督导小组介绍他们治疗工作中的来访家庭。临床案例总是通过在黑板上绘制家谱图来呈现。一般来说，家谱图的叙述非常长、广泛和详细，而米纽庆会静静地听着。他的沉默促使治疗师不断地描述个案，增加新的数据，直到筋疲力尽，那个时候他们通常会惊呼："我讲完了。"这时，米纽庆会靠近黑板，仔细查看家谱图，然后向治疗师提出一个特别关键的问题，这个问题直到今天仍印在我的记忆中："我觉得这里少了点什么……家谱图中治疗师的T在哪里？"这个简洁的问题具有震撼和动摇治疗师的力量，在迄今非常有序的家庭描述中产生了一种混乱感。这个问题通常会让治疗师认为他忘记了提供关于这个家庭的其他重要细节，而实际上，他忘记了在黑板上标记**他自己**的位置！

这是关于观察的主体间性（the inter-subjectivity of the observation）的第一堂强有力的课，它发生在冯·福斯特对这一主题的复杂研究（Von Foerster，1981），麦克内梅和格根对建构主义者和社会建构主义的研究（McNemee，1992；Gergen，1992），以及斯特恩对主体间性意识（the inter-subjective consciousness）的描述（stern，2004）之前的很多年。20世纪70年代的米纽庆已经非常清楚地表明，治疗师必须能够观察和描述**治疗系统**，他是这个系统中的一个组成部分，就像来访家庭本身一样。忘记T类似于认为一个人能够置身于治疗过程之外，客观地描述家庭问题和关系，这是一个致命的错误。更复杂的是在家谱图中定位治疗师。经过长时间的思考，治疗师决定在家谱图上标记T的位置；T可能更接近于母亲或父亲，或者与兄弟姐妹处于同一水平，抑或是非常接近于家庭中有症状的人，也有可能反而与祖父母处于同一水平。他甚至可能意识到自己置身于家庭成员之间，并无意识地采取治疗性保护或报复的立场。这样做，治疗师能够揭示并反思他在其中的位置。查看家谱图上的T，可以评估来自家庭中一个或其他成员的亲密感，或者从另一个成员的代际水平来观察治疗师和他的来访者之间的关系动力。

可以肯定地说，即使在米纽庆最初和基本的教导之后的今天，我仍然发现自己还在问受我督导的治疗师，甚至会问那些在展示家谱图上非常有经验的治疗师那个问题——"T在哪里？"似乎用来描述一个临床小片段的相同动作阻止了治疗师传达他自己在个案描述中存在的程度。可以提供一个关于自我反思或主体间性的学术讲座，但只是简单地问"家谱图中T在哪里"会更强大且深刻。它具有具体和简单的力量，这种教导是不可能忘记的，并将引导治疗师体验到他是系统的第一要素，他必须暴露自己在治疗系统中的位置，然后才能促进家庭的转变。间接督导的主要目的是促进治疗师在个人和专业方面的改变，这是纠正其错误所需的第一步。

你是谁、你在哪里？两个个案举例

你是谁？

一位在澳大利亚参加我的团体督导的治疗师介绍了一个案例。我让她从房间里选择代表家庭成员的物品，并将它们放在地板上，这样我们就可以看到她所展示的家庭的视觉雕塑。经过深思熟虑，她精心挑选了特定的物品来体现她正在讨论的人。她完成后期待地看着我。我问她："你是谁？你在哪？"她对这个问题感到很困惑。我让她选择一件物品来代表她是谁，她漫不经心地随便拿起一件旧物品，漫不经心地把它放在视觉家谱图上。她再次期待地看着我。整个小组都在看她建构视觉家谱图。我很简单地对她说："那不是你，挑一个能表示你的东西。"她又一次漫不经心地拿起另一个物体，把它放在视觉家谱图上。她没有明白，**她**作为治疗师是治疗系统中的一个重要工具，精心选择代表她的物品与精心挑选代表她所展示的家庭的物品同样重要。我回应："那不是你，挑选能代表你的物品。"她看起来很困惑，不确定我的意思是什么，不明白这样做的重要性或意义是什么。"确定这一切都是为了家庭？"当她坐在地板上创建可视家谱图时，为了更舒适，脱掉了鞋子。她拿起一只鞋代表自己。她只是希望按照我的指示挑选一件代表她的物品，但那是一只反映她个性的鞋子。当她把它放在地板上的家谱图上时，整个小组都倒抽了一口气，她惊奇地抬头看着我。其中一名组员惊呼："哇！现在我们可以看到你了！"这项练习帮助这位治疗师和小组了解到治疗师是治疗中的一个重要工具，与家庭本身一样是治疗过程的内在因素。这有助于他们理解，我们需要把自己带入治疗，而不是挡在门外。

你在哪里？

在讨论来访家庭时，一位治疗师寻求督导。她描述了一个来访家庭，在这个家中有一位咄咄逼人、盛气凌人的父亲严重家暴他的妻子和两个十几岁的女儿。她形容那个妻子是一个可爱但软弱的女人，并谈到妻子和十几岁的女儿如何在父亲身边如履薄冰，以及她们多么恐惧父亲和他的愤怒。治疗师谈到她有多么不喜欢这个"冷酷虐待"的男人，以及她有多想保护妻子和孩子免受他的伤害。我问了这位治疗师一个非常简单但深刻的问题："你在这个家谱图中处于什么位置？"治疗师很困惑。我对小组说："这是一个治疗性报复的个案！"我能看到治疗师脑袋里的一个灯泡熄灭了。突然，她明白了她在自己的原生家庭中保护母亲和两个妹妹免受愤怒的丈夫和父亲伤害的立场是如何反映在她正在报告和感到困顿的个案中，以及她是如何在来访家庭的父亲面前像一个大 T 一样"放置"自己，并将母亲和两个青春期的女儿置于身后以保护她们免受他的伤害。治疗师采取这种立场并不是在帮助这个家庭。她需要从**保护**她们的想法转变为**连接**他们，为此她需要改变她在那个家庭中作为治疗师的位置。对此最大的绊脚石是她表达了对这个男人及其虐待行为的极度厌恶。我问了她另一个简单但深刻的问题："即使你不喜欢这个男人，你也能关心他吗？"治疗师对此非常感动，"是的，我可以做到这一点"。她多次告诉我，这种督导经历如何同时改变了她的个人和职业生涯，她更加意识到自己原生家庭的问题如何在治疗中被无意识地激活，并从**保护（来访者的位置）**转向**连接（来访者）**。事实上，她报告说，几年后她在一家超市偶遇了这位父亲，这个"冷漠"的男人热情地向她打招呼并给了她一个拥抱！

你在这几页的哪个位置？

与上文所述类似的另一个经历涉及在专业工作坊的咨询期间呈报的个案。一般来说，在咨询之前，治疗师会准备一份非常详实的家庭报告，他会在我和其他参与者面前带着一定程度的恐惧或焦虑读这份报告，非常小心地"不要忘记任何事情"。有几次，我发现自己轻轻地打断治疗师的汇报并询问："你在这几页的什么地方？"这个问题通常会让治疗师感到烦恼和尴尬，因为他往往不明白这个问题跟他的个案报告有什么关系。当我谈到治疗师在他叙述中的位置时，我会问自己这样一个问题："你在哪里？"这类似于治疗师的 T。如果没有这个问题，空间就只给了治疗师的专业报告，治疗师以非常称职和客观的方式准备了报告。他没有报告或交流的是他在治疗关系中的位置，在做个案报告时好像他已经置身事外。他不知道如何描述他在与家庭一起工作时的情绪反应，以及这些情绪如何与来访者的情绪联系在一起，这些无疑与治疗师有关。然而，经验证明，治疗关系的质量是最好的治疗，提供帮助者和寻求帮助者之间的相互信任对于他们在个人和专业层面上合作至关重要。

如何理解病人和家庭的痛苦

　　系统关系领域内，在治疗中为个体和家庭的痛苦提供空间是一个漫长而艰难的旅程。这发生在对个体及其情感世界的理解被赋予价值，且超越了基于系统模型的理论和实践的限制时。这些系统模型是规定性的、战略性的或矛盾的，其目的是纠正功能失调的行为，而不是接纳和接受人类的丧失和痛苦（Andolfi，2017；Rober，2017）。对治疗师来说，一旦摆脱了纯粹技术的和疏离的方法，真正的困难是，能够理解病人和家属带进治疗中的最多样化的感受，并能够共情他们的痛苦，而不**把这些痛苦当成自己的痛苦去感受**，也不**把它们与自己的痛苦混淆**。第一种情况，**把这些痛苦当成自己的痛苦去感受**，可能会让治疗师失去他的边界，失去对治疗干预的局限性的意识。将家庭在治疗中表现出的痛苦或绝望扛在自己肩上对治疗师没有帮助，还会致其瘫痪，因为治疗师把本不属于自己的东西扛在了身上。第二种可能性是**把这些痛苦与自己的痛苦混淆**，这种情况非常常见，让我们反思一下，家庭带进治疗中的痛苦或暴力问题多么容易放大治疗师成长经历中类似的且仍然开放和活跃的伤口和创伤，并产生容易混淆的情绪反应。

　　间接督导位于与家庭相关的内容和与治疗师相关的内容之间的十字路口，治疗师必须学会假设性的语言**好像**（设身处地为他人着想），这意味着识别他人的痛苦,但不将其内化为自己的痛苦,因为患者和家人不会要求我们与他们一起或为他们承受痛苦。在这段旅程中,治疗师在督导师和有相同经历的小组的陪伴下,可以通过时间获得一种内心的平衡,这种平衡允许发展出一种特殊的注意力(由言语、倾听和沉默组成),同时获得一种治疗性的平静和安宁(Roustang,2004)。前一章中描述的直接督导主要针对正在接受培训的治疗师,而间接督导则需要治疗师更成熟和有更丰富的临床经验。事实上,间接督导更多地在想象层面(督导师想象治疗,但不参与其中)和假设层面(将假设语言**好像**与治疗的**此时此地**进行区分)工作。所有这些都可以带来治疗师的转变,除了获得新的能力之外,治疗师还可以体验个人和专业成长。我们现在想描述一些临床督导的情况,在这些情况下,我们可以看到如何通过对雕塑和群体戏剧的建构来利用空间和运动,并成为促进治疗转变的主要途径。

灯塔的比喻

我经常在督导中听到这样的说法:"我是这个来访者的唯一人选!"心理治疗师、心理咨询师、社会工作者和精神科护士在边缘化的社会领域服务患有精神疾病或处于严重的孤独状态的个体,通常认为自己是这些个体生存的**最后一岸**(意味着最后的依靠)。在许多情况下,甚至很难将其所在的小家庭认作是这些个体安全感和情感支持的来源。此外,多年的临床工作经验使我相信,一个人在这个世界上完全孤独是非常罕见的,因此我们是唯一能够通过长期的心理和社会心理支持工作为他们提供生命支持的人。在罗马的西尔瓦诺·安多尔菲基金会与无家可归者一起工作加强了这一信念。我已经描述了灯塔人物的隐喻,它指的是来自由许多孤独者组成的家庭或社会团体的存在（Andolfi，2004）。即使他们感到绝望或受到各种精神疾病的影响（从酗酒、吸毒到非常严重的精神疾病），这些关于灯塔人物的记忆或象征性的存在在生活逆境中指引着他们，有力量给他们的生活一个理由。如果这在极端的情况下是真的，那么我们作为治疗师的作用不是收养这些脆弱和被剥夺权利的人，也不是相反将他们抛给命运，而是为他们提供支持与过渡。我们需要在他们的家庭成员或机构环境中找到能够提供情感支持和社会康复的人。

珍妮和她的女儿们

我在澳大利亚的一家重度精神障碍成年人社会康复机构担任督导师，遇到了在该机构工作多年的社会工作者卡罗。通过她，我间接地认识了她的一个来访者，珍妮。珍妮是一个40岁的肥胖的女性，她遇到了很多困难，其中一个是法律方面的困难，因为她正在争夺两个女儿的抚养权。她的两个女儿分别是9岁的莫伊拉和7岁的多萝西。这两个孩子都是在珍妮与一名男子不稳定的关系中出生的。该男子会性虐待和身体虐待珍妮，并在她的两次怀孕期间离开，最后消失得无影无踪。青少年时期，珍妮表现出滥交和失调的行为，这些行为因她的酒精依赖和药物依赖而加剧，以至于她的家人对她关上了大门，不愿意与她有任何关系。这是卡罗在督导中对其来访者生活的描述。卡罗对珍妮原生家庭的描述非常笼统，并且倾向于很僵化地看待珍妮的家人，将他们描述为暴力的、虐待的和不可靠的。在过去的三年里，卡罗是珍妮生活中唯一积极的存在，被她完全地依赖。由于卡罗和她的组织的帮助，珍妮已经能够收回对孩子的完全监护权。她爱她的孩子们，并说："她们是她活下去的唯一理由！"即使她不能工作或在经济上支持她的孩子们。幸运的是，珍妮得到了政府的经济援助，让她能够支付学费和日常开支，并获得了儿童保护机构（保护澳大利亚处于危险中的儿童组织）的频繁干预。

卡罗报告了一个令她非常绝望的情况，她提到在治疗过程中珍妮的身体紧贴着她，将所有重量都压在她身上，以至于她感到无法呼吸并感到窒息，她不再觉得自己对珍妮有任何帮助。关注点很快地转移到卡罗对自己的负面感受上。事实上，她意识到珍妮的孤独反映了她自己的孤独，她说她一直在隐藏自己的存在性抑郁，这导致她**收养**珍妮作为对自己生活空虚的一种情感补偿。随着时间的流逝，卡罗承受了珍妮的绝望，同时也混淆了珍妮的孤独和自己的孤独。卡罗也很肥胖，长期以来一直缺乏自尊，对自己的生活感到非常难过。唯一令人欣慰的是，她能够专业地支持和**挽救**像珍妮这样几次发出威胁要自杀的人。实际上，卡罗一直只和珍妮一个人见面。珍妮表示她的孩子们让她活了下来，而卡罗三年来从未见过两个孩子。卡罗表示，儿童保护机构负责支持儿童，就好像他们（母亲和儿童）是两个完全分离的存在，前面提到的两个不同机构为他们各自提供单独的支持，而不是将家庭作为一个整体来提供治疗和支持。我艰难地试图将注意力转移到母亲和孩子之间的纽带上，这种纽带比治疗师和来访者之间的纽带更加牢固和自然。特别是现在卡罗似乎愿意摆脱她背负了很久的负担，风险是她可能会完全拒绝珍妮，就像孩子在收养失败后被归还一样。然而，为了将督导推进到孩子们身上，我觉得有必要对卡罗和她的困惑进行工作。我建议卡罗尔做一个雕塑来展示珍妮的绝望，然后我请她做第二个雕塑来描绘她自己的绝望。她颤抖着在同事的帮助下建造了这两个雕塑，他们将代表珍妮和卡罗。当雕塑完成时，卡罗首先将自己放在扮演珍妮的位置上，然后是她自己的位置。她不得不在这两个位置上静止一会，因为有必要融入她所经历的感受和情绪。卡罗展现的两座雕塑的姿势和外观非常相似。除了在小组口头反馈期间让卡罗感到悲伤和哭泣的情绪反应之外，对她来说重要的是通过场景和非言语表达充分意识到**我是谁**和**珍妮是谁**之间的界限。说出某件事和看着它在空间中被塑造是非常不同的。在过去的几年里，我经常在转移到家庭关系雕塑之前，使用个人雕塑并允许这个人的形象与他自己联结在一起，以观察从描述个人到描述家庭关系的转变。

卡罗的雕塑表明了她与珍妮的深层的相似性，以及她们两个孤独者之间模糊的边界。通过表现自己的困惑，并先后融入一个雕塑的悲伤，卡罗感到更加活跃和轻松。她对自己内心世界的痛苦的揭露本身就已经是一次变革性的经历。从这一点上看，有可能进入下一个阶段，即最终探索这些孩子们的世界及她们与母亲的关系，这是一个在此之前一直被忽略的话题。即使在这种情况下，转向非言语也更有效，因为卡罗主要选择口头交流的方式，讽刺的是，在那之前她没有说太多，而是把自己藏在模棱两可的笼统回答后面。然后我让她塑造她想象中的孩子和他们母亲之间的关系。令我非常惊讶的是，卡罗似乎被这个请求重新唤起了兴趣，并利用督导小组的成员制作了一个非常温柔和深情的雕塑。可以观察到雕塑中，孩子们拉着母亲的手深情地看着她，这让珍妮容光焕发。这是卡罗第一次想象珍妮和她的孩子们之间的关系，她的雕塑传递了希望，因此我建议邀请孩子们和她们的母亲一起参加一个特别的治疗。如果卡罗能够鼓励母亲带孩子们来参加治疗，如果她们有可能聚在一起，这将产生重大的背景变化——她们三人将成为主角，卡罗可以后退一步观察她们之间的关系。在此期间，卡罗可以做一个具体的方案，邀请孩子们照顾她们的母亲，一起探索她的情感世界。也许除了存在于当下的她的孩子们之外，在她的成长过程中也有一个灯塔式的人物。

　　我建议卡罗可以以一个有趣的方式提议寻找一个灯塔人物。母亲可以在孩子们的帮助下，在她的家谱图上标出她认为可能仍然在意和关心她的人，孩子们在这些名字旁边画出彩色的星星。这可能会让卡罗意识到哪些家庭资源可以被激活。通过这个方向的改变，卡罗可能会更致力于寻找那些可能仍然关心珍妮的人，而不是抛弃她。数字并不重要，即使只有少数人拥有星星，也有可能重新打开希望空间。珍妮可以在孩子们的帮助下做到这一点，孩子们也很可能会因为帮助母亲与那些仍然信任她的人重新建立情感联系而感到高兴。督导结束时，卡罗容光焕发，重新充满活力。她现在可以看到前方的道路，感到更安全和更有动力去走这条路。通过督导，卡罗发现了如何让自己摆脱沉重的负担，以及如何让珍妮的家庭纽带恢复价值并陪伴她度过这一转变。她发现孩子们是一种珍贵的资源，需要在治疗中得到认可和激活。这样能给珍妮带来希望，并有可能让她与家人重新建立联系。通过这些雕塑，她发现，认识到自己的孤独和珍妮的孤独之间需要一个清晰的边界，这是重获自尊、走出孤独的第一步，同时也是调整自己职业角色的第一步。

当疾病袭来的时候：女儿们得了糖尿病

　　当一个人的疾病/障碍超越了其他一切时，治疗师完全投入到医学和精神病学的努力中，很难将重点转移到家庭关系、重大家庭事件和寻找资源上。由于所面临问题的紧迫性，医学和精神病学的专业能力能给出令人放心的回应。无论是精神病、抑郁症、自杀尝试还是严重的身心疾病，紧迫性总是相同的，家庭最常见的期望是为他们的个人问题寻找快速有效的解决方案。经验告诉我们有不同的方法来为疾病或心理障碍寻找解决方案，本书概述了我们间接而有力的方法来重新建构和处理治疗中呈现出的问题。这些方法可以产生以前无法想象的、非常丰富和持久的结果。

我们都是来访者

　　罗宾在一家儿童医院的婴儿糖尿病病房工作。她是临床心理学家和家庭治疗师。虽然遇到了一些困难，但她一直努力在机构创建一个家庭治疗项目。多年来，她一直在处理糖尿病问题，看到了家庭工作产生了很多良好的结果。但她也经常感到来自医疗和辅助医疗人员的阻碍，因为他们只进行胰岛素治疗，对心理治疗几乎没有信心。为罗宾及其团队提供的这场特殊的督导与一个家庭的病例有关，两个女儿相继被诊断为1型糖尿病，这个家庭对此感到震惊。母亲琳娜用12岁的大女儿莉莉的血糖仪抽取了10岁小女儿金的一滴血，发现她也患有糖尿病。而莉莉不久前刚被诊断出患有糖尿病。内分泌科团队让两个女孩接受罗宾的服务，罗宾提议对整个家庭进行联合治疗。事实上，父母只是希望获得对金的帮助，因为她脾气暴躁，不停地尖叫，对姐姐有攻击性行为，有时又会突然改变情绪，变得非常悲伤。当金生气时，她拒绝控制血糖。这吓坏了她的母亲琳娜，琳娜会不停地责骂金。另一方面，莉莉是一个非常听话的孩子，什么都做的很好。罗宾一直沉溺于来访父母担忧的情绪中。她与母亲和金，或者与父母见了几次面，以便更好地了解他们的历史。罗宾几次试图邀请莉莉参加治疗，但得到的答案总是一样的。她的父母说，莉莉能够很好地控制血糖，她不想错过任何学校学习，但她可能会在晚些时候加入。在这个个案中，同样的模式被重复，这意味着患者的兄弟姐妹在治疗中缺席。而患者兄弟姐妹对治疗的贡献被证明是非常有用的，能够帮助更好地了解家庭动力并观察儿童在家庭中承担的不同角色。此外，在这个个案中，两个女孩患有相同的疾病，而莉莉因为能很好地控制她的血糖水平而被排除在外，这似乎是一个不可接受的治疗限制。我们必须补充的是，在每一次治疗中，金反复对父母尖叫，因为他们总是给予莉莉**特殊关注**。出于这些原因，金心甘情愿地接受了家庭治疗，比起个体治疗她更喜欢家庭治疗，这表明她希望在家庭中消除偏袒。此外，两个女孩的糖尿病在父母双方的原生家庭中也产生了负面影响，特别是在母亲一方。母亲家族由几代澳大利亚人组成，他们都生活在同一个城市。琳娜说，她的家族中有长期的严重焦虑史，这源于她的母亲。两个女儿的出生从根本上影响了琳娜，因为她一直担心她们，这种情况因女儿们患糖尿病而大大加剧。她的父母对孙女的糖尿病感到非常焦虑，但具有讽刺意味的是，在这段非常困难的时期，他们却停止了对琳娜的帮助。他们只能照顾比金听话得多的莉莉。与此同时，他们对琳娜的兄弟和他的孩子照顾得非常好，重现了这种代代相传的偏爱兄弟姐妹的模式。

　　父亲沙恩表示，他对妻子和金之间的持续冲突感到非常恼火。他对两个女儿的糖尿病发作感到非常愤怒，也对基本上抛弃了他们的琳娜家人的麻木不仁感到非常愤怒。他不断地将琳娜的家人与他在希腊的家人进行比较，他觉得自己的家人更温暖，在自己面临生活逆境时更能提供帮助。他非常想念他们的温暖，他为不能回到希腊帮助姐姐而感到内疚，因为姐姐的儿子两年前自杀了。此外，因为女儿们患有糖尿病，这对伴侣必须遵循医院的安排，大大减少他们的社交生活。在督导中，罗宾表示她对母亲特别生气，主要有两个原因；一是因为她对两个女孩的糖尿病感到极度焦虑，二是因为她对金很不好，几乎不理解女儿的需求和困难。她想让孩子的父亲参与治疗，但收效甚微。在治疗中，沙恩像他在生活中一样行事，也就是说他置身于母女冲突之外，表现得非常被动。可以看出，罗宾的T与女儿们非常亲近，因为她对这两个孩子深深的不安感同身受，还因为她是儿童糖尿病专家。她更难理解父母的想法和感受。我的目标只是帮助罗宾与这对伴侣中的每一个人建立情感联系。在这个个案中，我没有选择雕塑作为探索罗宾如何体验这个家庭情绪的方式。我转到了一个更基础的实验。我让罗宾换个座位，坐在一张空椅子上，并说："现在你是琳娜，你有两个患糖尿病的女儿。静静地以这个姿势休息几分钟。"

几分钟过去了，但感觉像是过了很久。似乎可以感受到罗宾站在母亲的立场上的努力和痛苦。这一简单而有力的经历极大地改变了她。她对总是焦虑和控制欲强的母亲的评判和愤怒神奇地消失了。现在，她已经能够象征性地做几分钟母亲了，这样摆脱职业身份的束缚让她感到轻松自由。在一段短暂但紧张的时间里，她能够跨越职业界限，对经历这些困难的家庭产生新的共情。她能够重新发现她作为一位母亲的深刻人性，也更容易理解琳娜的想法和情绪了。这一经历使她能够在接下来一次治疗中以和之前不同的情绪更接近母亲，而琳娜立即能够察觉到罗宾的变化。令人难以置信的是，我们在治疗中见到的家庭是多么敏感，他们非常了解治疗师的情绪，他们对自己的情绪和感受也非常开放和接纳。关于父亲，我遵循的主要观点是，多年来，我们一直在对许多男性进行实验，这些男性往往比较被动，像沙恩一样留在幕后。我说："当你让女孩们帮助你探索父亲的家族史和他与他的原籍文化的隔绝时，你会看到父亲的变化。"这些是我对罗宾在下次与家人见面时提议。罗宾接下来一次的督导是在她与这家人见了两次面之后进行的。她已经能够邀请并见到父母和两个女孩。在这次督导中，罗宾似乎是另一个人；她显然对治疗的进展感到高兴，她的报告主要集中在家庭事件上，而不是她们的糖尿病日常。罗宾开始了她的第一次家庭治疗，她告诉家人，当全神贯注于疾病时，很容易被糖尿病的世界所吸引，而无法探索其他事情。她想改变治疗的方向，因此把血糖记录表放在一边，而把希腊和澳大利亚的地图放在房间中央的小桌子上，说："今天，我想深入了解你们两个家庭的过往史，并在女孩们的帮助下探索父母各自原生家庭的所在地和相关事件。"父亲第一个变得活跃起来，在地图上指出他家人生活的城市，并谈论他家庭内部的一些重大事件：疾病、事故、自杀，甚至追溯到第二次世界大战期间的丧失。他流着泪描述了他们应对逆境和继续生活的能力："希腊人很坚强！"可以感觉到他与家人的距离给他带来的痛苦，这种痛苦因女儿们患糖尿病后无法返回希腊而加剧，而以前她们会在学校放假期间定期返回希腊。这位母亲谈到了她在澳大利亚的成长经历，以及她的母亲在她处于女儿们的年龄时在家庭中传递的焦虑，并说道："她关心我们，但她总是担心，因此控制着我们白天所做的任何事情。"事实上，在治疗中能够在沙恩和女儿们面前谈论她童年的困难让她感到了极大的宽慰。罗宾还就下一次的家庭治疗提供了反馈。在接下来的会面中，这位母亲报告说，她已经能够让女儿们周末回去和自己的母亲待在一起了。她的母亲表示，感觉女儿能够更加信任她，她一直在等待这一刻。这种新态度为结束谁要求、谁拒绝之间的相互误解铺平了道路。她还报告说，金在家里表现得好多了，能定期控制血糖，也没有表现出她平时暴躁的脾气。罗宾还非常兴奋地分享说，当她陪同家人离开治疗时，一名正在记录血糖的护士问罗宾："谁是你的来访者，金还是莉莉？"罗宾还没有来得及回应，全家人一起高呼："我们都是来访者！"

当虐待在代际中传递： 脱轨的火车

　　我们都很清楚虐待儿童对儿童健康成长及家庭和睦与完整造成的损害。有一种相反的现象是，年轻一代虐待父母甚至祖父母，以至于有了**长者虐待**（elder abuse）一词。众所周知，一些残疾人在养老院、医院和治疗诊所遭受身体、性和经济暴力。更有戏剧性的是，儿童对他们父母和/或祖父母的虐待。这在经营家族企业的家庭中是一种常见的现象，有的年轻一代在富裕的家庭中长大，没有任何责任感和顾忌。他们挥霍家庭财富或偷窃家庭财产，仿佛这是自主的表现或隐含的一种情感报复。现实生活中，如果父母和祖父母更喜欢经济上的成功而不是彼此关心与保持家庭和睦，他们常常会用金钱来代替对后代的感情。但孩子们会变得有报复心理，表现出对任何感情都无动于衷，甚至对失去父母也是如此。在下面的案例中我们就能看到这一点。

　　玛丽亚在督导中介绍了她正在治疗的一个家庭。在这个个案中，治疗最初是从一名58岁的妇女艾玛开始的。据肿瘤科医生说，艾玛的丈夫可能活不过6个月，对此她非常担心。肿瘤科医生建议对一直处于焦虑状态的艾玛进行个体心理治疗。玛丽亚与艾玛建立了良好的联盟关系，她多次引导艾玛邀请她的丈夫路易吉来接受心理治疗。在妻子的不断恳求下，两年后，他才开始加入治疗，但他并不想改变自己的生活或谈论自己的问题。他们的孩子们都没有参与治疗。他们的女儿萨拉和儿子都住在国外，儿子才是这个家庭的真正问题。路易吉掌管着一家由他父亲创建的家族葡萄酒企业，他的父亲也叫路易吉（路易吉这个名字已经从祖父传到父亲，再传到儿子）。路易吉和他的兄弟跟随父亲的脚步经营这个已经发展到全国的家族企业。这个家庭的男人习惯一天工作十五小时，包括周末。艾玛为了爱情嫁给了路易吉，但很快发现她不得不适应工作第一、感情第二的商业规则。这种情感上的空虚被一种以经济福利为导向的生活所弥补，在这种生活中，金钱被视为人生的最高价值。路易吉和艾玛的孩子都上了贵族学校，他们可以向父母要任何他们想要的东西。萨拉是他们的第一个孩子，今年24岁，她反抗这个家庭系统，选择了国外的一所大学，这样她就可以逃离家庭，变得独立自主，并抛弃"金钱至上"的座右铭。与此相反，他们20岁的儿子路易吉是一名学业失败的学生，他在15岁时就误入歧途，结交了很多坏朋友，并沉溺于酗酒和吸毒。在他需要更多关爱和包容的关键时期，他的父亲患上了癌症。母亲艾玛也进入了极度混乱的状态，主要是因为父亲否认自己患有疾病，并像以前一样继续工作。这个儿子通过攻击性的反社会行为表达着自己的严重不适感。他在父亲不知情或未同意的情况下用父亲的信用卡疯狂消费，而且每次和家人一起去看望祖父时也都会从祖父家偷各种东西。让人难过的是，路易吉在60岁生日后两周去世了，艾玛甚至无法哀悼他的去世，因为她的儿子继续对她采取攻击性行为，就像什么都没发生一样。此外，艾玛向玛丽亚透露，她的哥哥在她儿子这么大时也曾失控，这种记忆进一步增加了她的不安。家里的男人要么以非人性化的方式工作，要么**迷失方向**。她独自面对生活，甚至她的女儿萨拉也抛弃了她。

　　玛丽亚将这个个案带到督导中，因为她对这种情况感到不知所措、无能为力。她说她感觉就像在看一列缓慢脱轨的火车。当我让她把她的 T 放在家谱图上时，她无法确定自己在情感上与艾玛还是萨拉更亲近。她觉得自己与这个家庭中的男人们很远。她感觉艾玛和她很亲近，但她认为艾玛只是部分信任她，因为在治疗过程中她经常在最后一刻取消治疗。当玛丽亚在督导中谈到自己的家族史时，她对萨拉的亲近感更容易被理解。这个家庭的男性成员一直比较边缘化，很少参与到治疗中。这位父亲傲慢的工作狂态度意味着，即使导致他死亡的长期疾病也无法让他改变自己的行为，无法让他休息。儿子路易吉只是偶尔参加治疗，因为他总是治疗中的负面焦点。基本上已经不可能创造一个共同的动机来进行有共同目标的治疗。此外，似乎即使是最近去世的路易吉也不允许这个家庭的人聚集在一起悼念他，他们每个人都被困在自己的角色中。

在督导中，我要求玛丽亚雕塑她与艾玛的关系，艾玛是在治疗中出现最多的人。在两位同事的帮助下完成雕塑后，我让玛丽亚先站在艾玛的位置上，然后站在她自己的位置上。这些雕塑最终通过姿势和面部表情，在投射的形象中互为镜像。在投射的形象中，这两位女性似乎都无法建立信任关系。在接下来的讨论中，玛丽亚深受感动，并向我和小组透露，她对这个家庭产生了强烈的情感共鸣，这导致她在治疗中什么都做不了。她也来自一个有自己生意的家庭，她的祖父创建了一家农业企业，她的父亲和叔伯们相继加入了这家企业，过了一段时间，她的母亲和姐妹也相继加入了这家企业。和萨拉一样，玛丽亚也离开了家，去国外学习心理学，她完全脱离了这个将亲情和经济财富交织在一起、令人困惑的家族企业的严格束缚。不幸的是，玛丽亚似乎仍在逃避她的原始束带，难以信任一个与她自己情况非常相似的家庭。这一事实也解释了她为什么很难提议进行一次家庭治疗，让所有的家庭成员一起共同哀悼路易吉的去世。尽管路易吉实际上不在，但他一生都在为整个家庭的幸福而工作。

在一些场合，我们反复强调治疗师需要实现自身的转变，以使他摆脱过去的刻板角色和过去的"幽灵",从而实现与他在治疗中看到的家庭或来访者同样的转变。如果治疗师能够接受并与过去的磨难(例如,他自己的历史、丧失或逃离事件、过去的创伤)达成和解,那么这些磨难都可以成为治疗进一步发展的资源,而不是阻碍。这是我们通过督导向玛丽亚提议的改变,如果她能够以不同的眼光看待现实,并将**脱轨列车**的形象转变为有人驾驶着列车并能够使列车回到正轨的形象,那么推动这一改变发生的工具就在她自己的磨难之中。在这一章中,我们描述了一种督导模式,这种模式有利于治疗师的转变,然后治疗师再向他的来访者提议这种转变。只有给这个过程足够的时间,以便在小组中建立督导师和受督者之间牢固的信任和连接的情况下,这种督导模式才是可能实现的。小组代表了一个真正的体验实验室,能够容纳并保证参与者的个人和专业展示的安全的基础。即使是根据刚才描述的模式进行的一次单独的督导,也可以成为受督者对自己在治疗中的专业角色和个人部分进行深刻反思的机会。

个体或家庭治疗: 治疗师的困境

许多年前,当家庭治疗在20世纪60年代诞生时,我们发现可以在家庭的框架内观察、评估和治疗个体问题。这个核心想法是非常具有革命性的,因为它提议将似乎与个体有关的东西转变为深层次的关系议题,以便让整个家庭参与到共同的治疗方案中来寻求改变。然而,当时的一个错误是不恰当地使用了被确定的病人(identified patient,IP)一词,以突出其家人指定的心理或精神障碍的"携带者"(carrier)。这种语言肯定是不正确的,它诱导当时的治疗师关注指责行为和内疚情感，而不是寻找个人和家庭的资源。这导致父母的担忧加剧，他们觉得自己是孩子出现问题的原因。尽管所有革命思想中都存在极端主义，但将家庭视为个体问题的参考框架具有非凡的伦理和生态价值，并催生了家庭治疗的发展。

然而，如果你真的可以从个体治疗转换为家庭治疗，那些进行个体治疗的治疗师会怎么样呢？他们应该为此做出必要的转变，转向伴侣治疗和家庭治疗，还是应该继续单独会见来访者呢？对这些问题的回答是基于这样一个事实：无论是在私人诊所还是在医疗机构，个体治疗都是最常见的需求。个体治疗更容易得出结论，因为它基于依赖原则（或者更好的说法是共同依赖），以及不受第三方威胁的治疗联盟。而且，个体治疗在心理治疗领域及社会和卫生设置中更受认可，这主要是因为在世界许多地方，家庭治疗通常没有得到保险公司或政府的报销。因此可以理解，逆潮流而动是困难的，尤其是对于系统治疗师来说，个体治疗对其收入的贡献也比家庭治疗大得多。

在个体治疗中使用哪种模型

在这一点上，我们不得不提出疑问，对于个体治疗，在督导受训中的学生或帮助有经验的治疗师克服工作中的治疗僵局时，什么是最好的模式。对这两个问题的回答相当简单，它取决于我们应用于治疗工作的模型。指导精神分析或认知行为治疗的启发性原则（inspirational principles）非常不同，即使在系统理论的同一领域，也有显著的差异，这一点在家庭治疗相关内容中提到过。例如，米

兰小组提倡的个体系统治疗基于建构主义和叙事原则（Boscolo &
Bertrando，1996），与鲍文多年前实践的个体治疗（Bowen，1978）
有很大不同。鲍文曾经把他的个体来访者送回家，以便他重新加入父
母和兄弟姐妹的行列，来推动他们自我分化的过程，这是他理论的关
键点。弗拉莫提出了一个类似的想法来让来访者与父母和解（Framo，
1992）。基于这些想法，我开发了一个多代际模型，该模型在家庭和
社会框架内观察个人，并将塑造其发展阶段的最重要事件纳入考虑。
这一框架允许我们至少在原则上确认，无论求助请求来自个人、伴侣
还是家庭，"来访者永远是家庭"。即使在个体治疗中，整个家庭的象
征性存在也可以通过使用家谱图和雕塑等工具来创造。这些工具使我
们能够探索那些危险的并使来访者的身份结构变得脆弱的家庭关系和
阻碍进化的因素。更大的一步是，邀请个体来访者的重要家庭成员
进行特别咨询，以使关系体验有利于个人治疗过程。有时，与父母
一方或双方或兄弟姐妹的单独会面会对个体来访者产生非凡的转变
效果。

　　作为督导师，我必须处理的最常见的问题之一是治疗师在重新定
义治疗方案的性质时经常不够清晰。例如，对于和伴侣中的一方开始
进行个体治疗的治疗师来说，他们通常会觉得两个人都在场对治疗过
程会有帮助。这可能是因为个体治疗的主题是伴侣关系中的冲突。在
这种情况下，在第三人不在场的情况下谈论他确实存在风险。在个体
治疗中看到青少年处于风险之中，治疗师也经常会觉得父母和兄弟姐
妹参与到治疗中是至关重要的，但担心如何在不失去青少年来访者信
任的情况下实现这一转变。这两种想法都是适当的，但不太清楚如何
在实践中提出和实现这种背景的变化。从个体治疗（无论是成人还是
青少年）一开始，信任就是需要被建立的一个基本要素，信任是绝不
可以被背叛的。因此，无论是临时会面还是在治疗期间，邀请伴侣或

父母参加治疗都需要明确不让个体来访者感到被背叛。在这两种情况下，我们都必须暂时或永久地改变一对一的关系。特别是在第二种情况下，治疗合同需要重新界定，这不能单方面或以权威的方式完成。来访者和治疗师必须共同决定治疗的方式和设置，否则治疗师可能会失去来访者的信任。"如果我们一起决定邀请你的伴侣并改变治疗方案，这样你们两人都会有动力开始伴侣治疗，你觉得怎么样？"这可能是提议这种转变的一种方式。相同的情况也发生在青少年个体治疗中，如果父母同意接受治疗，青少年来访者也必须同意接受治疗环境和合同的变化。如果在个体治疗已经进行了较长时间（如一年或多年）时需要提议这种转变，将来访者转介给其他同事进行伴侣或家庭治疗更为合适。在不冒着破坏与个体来访间的信任这一风险的前提下，对两段暂时不同的关系保持忠诚，是更困难的，也不要随意与伴侣或家庭建立新的关系。

使命还是征用

多年前，我在罗马与一位爱尔兰牧师进行个体治疗时，他向我透露，他一直在与非常具有自我破坏性的矛盾情绪作斗争，就好像他被"魔鬼控制了"。从他很小的时候进入神学院的那一刻起，他的父母就引导他"走在神圣的道路上"。具有讽刺意味的是，这位牧师有一个双胞胎兄弟，他在拉斯维加斯成为一名赌徒，过着和牧师截然不同的生活。父母可能预料到他的兄会做出堕落的行为，但绝对不会想到牧师会做出堕落的行为。他的父母是坚定的天主教徒，他们来罗马拜访教皇，这给了他与父母一起进行特别咨询的机会。牧师欣然接受了这个提议。在治疗中，牧师透露，他从小就觉得是父母强迫他遵循这个宗教使命，这导致他对父母怀有极大的愤怒，这种愤怒一直藏在他内心，只会以自我毁灭的行为表现出来。这些一直是我们治疗中谈及的主题，毫无疑问在他心里引起了很大的痛苦。与父母的会面产生了异乎寻常的效果。当我告诉他们，他们的儿子因为被迫走他们希望他走的"圣洁之路"而遭受了巨大的痛苦时，这位父亲意外地泪流满面。我们发现了另一个真相！这位父亲透露，他一直强烈反对儿子上神学院的想法。多年来，他一直为没有为此争取而感到内疚。为了维持家庭和谐，他服从了妻子的强烈意愿。妻子总是提议："至少要有一个儿子当牧师！"但是这位父亲从来没有向儿子表示过他对此持反对意见的真实情感。父亲的表露对牧师来说是一个巨大的惊喜，并且产生了非常积极的影响。牧师被父亲的痛苦深深地感动了，并表示他感到轻松了，摆脱了多年来沉重的负担。在持续的治疗中，他能够"摆脱魔鬼"，并在自己身上找到更多的平静。

我感觉自己是一块"没有生命的门垫"

克洛伊已经接受了几个月的个体治疗，她说自己感觉被分裂成两个关系维度。克洛伊和汤姆结婚已经10年了，她对自己的婚姻关系很满意，因为汤姆会满足她的任何需求，从不让她感到不安。这与她和原生家庭非常痛苦的关系截然相反。在遇到汤姆之前的30年里，她觉得自己像"没有生命的门垫"。这是一个强烈的比喻，表明她觉得每个人都在践踏她，没有任何改变的希望。从她三岁时父母分居开始，她与母亲的关系就非常糟糕，母亲参与了她所有存在主义的"疯狂思维旅行"。从那时起，克洛伊和父亲偶尔有来往，直到18岁时才完全断绝联系。此外，在她的成长过程中，她的母亲一直告诉她，父亲是一个"一无是处的酒鬼"。虽然克洛伊是最小的女儿，但她一直承担着照顾姐姐们的角色，因为她的母亲只信任她。母亲会把各种繁重的家务分配给她，作为她日常家务的一部分，这与她在后来母亲与继父的重组家庭中作为仆人的角色相似。那时母亲嫁给了一个男人，这个男人与前妻有两个女儿。在新家，克洛伊被当作灰姑娘一样对待。继父在情感上和言语上都虐待她，却很宠爱自己的女儿，在各个方面都溺爱她们。相反，他把克洛伊当作一个入侵者，当着自己的女儿们甚至外人的面羞辱她。克洛伊30多年来遭受虐待的故事是她与治疗师贝蒂在治疗中的中心主题。很明显，克洛伊只是在寻求同情，贝蒂不知道如何帮助她。贝蒂很难理解克洛伊在原生家庭的生活和婚姻关系之间的矛盾，克洛伊说婚姻关系很好，但却没有兴趣谈论它。贝蒂对克洛伊故事中的不协调感到震惊，尤其是克洛伊显然仍然被她的母亲压制，但并没有对此表现出任何怨恨。即使到现在，她的母亲每周给她打两次电话，告诉她所有的不适，但不是"和她"说话。

贝蒂把她遇到的困难和阻碍带到了督导中。我建议她更深入地体会"门垫"的形象，并在督导中具体地表现它，以融入来访者的情绪。我让她去雕塑"没有生命的门垫"，这和"有生命的门垫"是不一样的！贝蒂的雕塑很有戏剧性。她趴在地板上，脸朝下，眼睛睁得大大的，但毫无生气。在随后的反馈中，贝蒂报告说，她有一种可怕的感觉，一具没有任何生命能量的尸体，与任何情感关系都被切断了。她还报告说，自从见到克洛伊以来，她第一次能够与她深刻而无尽的痛苦合拍了。贝蒂现在明白了，克洛伊对她说话就像克洛伊的母亲对克洛伊说话一样，总是谈论她所遭受的虐待，但从不谈论自己本身，把自己描绘成一个值得同情的灰姑娘。这段经历让贝蒂接触到了**克洛伊被鄙视的自我形象**。霍尼描述得很好，一旦最深刻的痛苦被揭露出来，很多人为了不受苦，就会以一种防御的方式受苦（Horney，1950）。为了实现这种转变，贝蒂必须避免像汤姆那样与克洛伊建立关系，既不能与她产生矛盾，也不能保护不让她受更深的痛苦。如果要与自己建立更深入的联系，这些更深的痛苦是她可能会经历的。克洛伊所提到的"没有生命的门垫"的比喻是一个能够深入了解她多年来"内心死亡"感受的通路。在下次治疗中，贝蒂可以利用在督导中这段丰富的体验，让克洛伊把自己塑造成一个"没有生命的门垫"。如果克洛伊接受这个利用她的身体、姿势和目光的邀请，治疗师和来访者可以通过塑形克洛伊的无价值感来获得一个共同的体验。将"门垫"戏剧化的创造性行为将赋予它生命，同时让克洛伊接触到内心的痛苦。如果这种治疗关系能够转移到更可靠的基础上，那么就有可能一起寻找其他的"门垫"，首先是克洛伊母亲。这将有助于使母女之间的关系更加人性化，尽管母女之间的关系已经是功能极为不良的，但这是唯一能够经受住这两个女人所经历的生活逆境的纽带。

在 线 督 导

澳大利亚是一个遥远的大陆，这创造了在线教学和在线治疗发展的需求。在家接受教育已经成为该国偏远地区生活的一部分，父母通过与学校的在线连接，在家里按照学校课程教孩子。对居住在偏远地区的个体来访者或整个家庭进行在线治疗的情况也相当频繁。在新型冠状病毒感染封锁期间，在线治疗的需求更为突出。就我个人而言，我一直与澳大利亚不同地区的治疗师和居住在马来西亚的同事一起开展在线督导课程。最近，由于新型冠状病毒感染，我也开始给珀斯和欧洲及罗马学院的学生提供在线督导和治疗。

在线个人雕塑和角色扮演

虽然在线连接确实限制了移动和身体接触，但可以使用其他的学习形式。值得注意的是，使用诸如Zoom之类的应用程序，人们可以同时在画廊视图中观察包括督导师在内的所有参与者，这在现场督导中是不可能实现的。它也大大增加了每个人的倾听和注意力。当一个人在说话时，别人不可能打断他。虽然在线的直接情感交流确实较少，但仍然有可能通过个人雕塑的构建来引发治疗师的强烈情感。代表僵局的在线创作雕塑，或者包含了个人来访者或家庭成员的愤怒或悲伤的在线创作雕塑，可以产生与现场督导中的雕塑相同的情感影响。而且，受督者可以通过使用椅子、枕头、灯、宠物、书籍等常见的家庭物品来代表治疗关系，这些物品可以具有强烈的象征价值。在网络督导中，作为一种参与、情感控制和反思的表达，小组的存在仍然是一种重要的资源。

治疗师可以在家里的空间中表现他的僵局。例如，在一个个案中，一位治疗师采用了一种背部向后拱起站立的姿势。她抬起一条腿，抱着一个大枕头，目光茫然地望着前方。通过这种表现，她试图表达自己对一个正在接受治疗的家庭的强烈不安。她表示感到不平衡，负担很重（用大枕头表示），不确定如何推进治疗。在这幕戏中表演她的感觉使她真切地意识到她目前的困难。遗憾的是，在线督导中遥远的距离无法实现身体接触和情感亲密，而这些是现场督导体验的重要组成部分。然而，这种距离有利于自我反思，也就是内心对话，这对于治疗师的成长和集体心智的形成是非常重要的。

除了雕塑等非言语体验外，在线督导还支持角色扮演。在小组的两个成员之间可以进行对话，一个人扮演治疗师，另一个人扮演家庭成员。通过这种方式，"治疗师"可以被要求向来访者提出一些重要的问话，这些问话直指问题的核心，并且能够突破来访者的防御。来访者回应治疗师的问话在多大程度上触动了他，这意味着这些问话在多大程度上增加了相互信任和开放，或者相反，问话是否让他感到冷漠。通过这种方式，可以激活两者之间的简短对话，以观察其有效性和清晰度，也可以让第三人参与其中。例如，治疗师可以向一个伴侣提出问题，而另一个伴侣（由小组的另一个成员扮演）倾听。在口头交流结束时，双方都可以被问及他们如何理解治疗师的问题，以及它在他们的关系中引出了什么。这样，我们可以从来访者那里得到答案，根据问题的深度，答案可能会有很大的不同。综上所述，有创造性的和有力的角色扮演可以让小组成员**走出画廊方格视频**，让他们像在现实中一样互动。

在线报告

倒漏斗的比喻，即重要信息的选择，在在线督导中尤为重要。报告个案的人被要求提前将他的报告摘要发送给督导和小组成员，以便每个人都知道将在督导中讨论的主题。以下是在线报告要求的信息框架。

家谱图：绘制家谱图，强调那些影响了几代人的、最重要的家庭事件。选择信息是基本的工作。在复杂的生活史中，选择引起情感动荡和对家庭发展影响最大的主要事件并不总是容易的。还需要提出这些家庭事件与当前问题之间的关系的假设。

问题描述：家庭一直在寻求帮助的问题，包括来自转介来源的信息、问题或障碍的性质、严重程度和持续时间、诊断、药物、过去或现在的干预措施、涉及的机构等。

治疗过程：治疗过程的不同方面；环境（私人或机构设置）、干预方式（个体治疗师、协同治疗师、团队合作）、治疗方式（个人、伴侣或家庭）和治疗次数。最重要的干预阶段应与任何治疗僵局和各个治疗阶段（早期脱落、突然中断、治疗进行中或结束）一起描述。

治疗联盟、个人共鸣、自我暴露：探索治疗师在治疗关系中的个人卷入。

与督导相关的期望：督导问题可以从治疗师的僵局或障碍的描述中了解。

在督导之后，治疗师和小组成员将他们的反思发送给所有参与者。在这种反思中，治疗师必须报告他从督导中得到了什么，以及督导对随后的家庭治疗的影响；小组成员可以报告他们督导过程中的体验如何。这种清晰而明确的方法促进了一种合作的小组文化，有利于在督导和治疗模式上的共享学习，以及所有参与者的个人和专业成长。

在线家访

在线治疗可以在治疗中产生彻底的改变。通常情况下，个体来访者或整个家庭来我们的私人办公室或公共机构接受治疗。在线治疗关系的本质是邀请治疗师到来访者的家里，但治疗师并不总是会意识到自己有机会进行**真正的家访**。在最近十年中，无论是在私人还是在机构设置中，由于各种理由，如时间、交通或机构规则等，家访都在减少。除此之外，治疗关系的本质已经发生了深刻的变化，它已经变得更加倾向于采用标准化的做法、通用的技术和协议，以保护专业人员避免受到渎职指控的风险。

从我的职业生涯开始，我就强调需要建立以**人性交流**为导向的治疗关系，并与坚实的干预方式齐头并进。来访者的世界由家庭空间（客厅、厨房、卧室等）、图画、家庭照片和物品、宠物等组成，这些都是他们的生活方式和关系动力的表达。去来访者的家中是我们对来访者世界好奇的重要表达。对来访者进行家访让我们受到欢迎，感觉被很好地接待，这与我们欢迎他们来到我们的专业空间同样重要。为了更好地解释这个概念，我们将展示一个苏格兰家庭的例子。他们的治疗师唐几个月来一直在治疗他们，并在督导中讨论他们的情况。

让人兴奋的"叔叔"家访

在这个苏格兰家庭中，父亲格里在接受了短暂的住院治疗后死于一种扩散性很强的癌症。格里实际上是这个家的一家之主。他的妻子劳拉在感情上和经济上都完全依赖他。他们有 2 个女儿，15 岁的玛雅和 8 岁的维奥莉特。格里会做与女儿们相关的所有决定，包括学业和纪律。格里的突然去世给家里留下了巨大的空缺。这位母亲处于完全绝望的状态，一位同事将唐推荐给她，她向唐寻求帮助。唐在自己的办公室里见过母女几次，发现很难让她们接受治疗。维奥莱特躲在一个巨大的软垫子后面，只是偶尔露出她那忧郁的脸，她脸上极为引人注意的是那一双炯炯有神的蓝眼睛。玛雅是最活跃的，似乎准备做任何事情来支持她那缺乏活力的母亲。唐提出的任何主题都会得到同样的回应："这就是格里做的、说的或提议的。"维奥莱特很想和她妈妈一起玩，但妈妈不会玩，说陪孩子玩耍是格里擅长的事情。格里总是追着女儿们做家庭作业，就连做饭都是格里的爱好。唐一直对劳拉的无能感到沮丧。然而，他能够忍受长时间的沉默，并在治疗室里重现父亲的存在。如果格里是当前的话题，母亲和玛雅就会更敞开心扉。维奥莱特一直躲在她的大枕头后面默不作声。不幸的是，由于与两个原生家庭的长期家庭冲突，这三个女人完全被孤立了。甚至格里的死都没有给他们带来一丝和解的可能。劳拉说，在葬礼上，她们觉得自己是闯入者。唐的督导问题是如何及在哪里寻找资源。劳拉告诉他，她没有任何朋友，只有熟人，她觉得这些熟人不理解她绝望的处境也无法支持她。由于新型冠状病毒感染引起的封锁，在办公室的线下治疗中断了，唐提议进行线上治疗。然而，他告诉我，他感到非常担心："如果她们在办公室都和我说得很少，那么在家里激活她们就更难了。"唐告诉我，他以前从来没有做过家访，不知道该怎么办。因为我们的督导也在线上，我试图通过进入他自己的房子来帮助他。在他说话的房间背景里，有一个藏书阁，我看到一幅镶在银框里的画，问他能否把这幅画让我看看。唐对这个奇怪的要求感到非常惊讶，很高兴地给我看了他婚礼的照片。在这之后，在我没有任何鼓励和提示的情况下，他自发地开始描述他的婚礼和蜜月的一些情况。然后我让他给我看一件对他来说很特别的东西，这件东西可能会让他想起他的童年，可能是他祖父母送给他的特别礼物。听到这个请求，唐的脸容光焕发，他走到另一个房间，很快就回来了，给我看了一根又旧又粗糙的登山手杖。"这是我祖父的手杖"，唐非常动容地说，并补充道："这让我想起了童年时期，那时我会和祖父一起沿着爱尔兰海岸陡峭的山坡散步。"唐的祖父去世时，想把他的手杖留给唐，让这个手杖陪伴唐一起移民澳大利亚。在我们的督导结束时，我告诉唐："唐，你看到了吗？现在你在线上和你的来访家庭见面时，可以对他们进行家访了。"接下来一次的督导是在唐和来访家庭进行了一次在线治疗后进行的。唐似乎变了一个人，他迫不及待地想告诉我他们之间发生了什么。他报告说，我们上一次的督导至关重要，因为他从自己的亲身体验中了解到，在线访问别人的家意味着什么。要把唐在治疗关系的另一个维度上激动人心的发现都讲完就太费时间了。

唐的经历让我想起了我督导过的许多治疗师的心情。多年来，在不同的情况下，我建议他们去厄立特里亚、印度、摩洛哥和马来西亚等地。在他们的家庭治疗过程中进行家访，走出他们安心的办公室，通过**去他们家里**的神奇事件来探索其他文化。从根本上来说，这已经成为一个邀请。在所有这些情况下，这一邀请并不意味着他们需要乘坐飞机前往遥远的国家。这只是一个邀请，去来访家庭的家里见他们，拜访从其他国家移民过来的家庭所在的社区。

让我们回到唐与来访家庭见面的故事。他通过在线联络工具与来访家庭的母亲和女儿们进行会面，母女仨坐在客厅里，靠得很近，以便共享屏幕。对她们来说，在线会议也是一个她们从未有过的新体验。这种新奇的感觉让她们能够立即微笑着介绍自己，这在线下治疗中从未发生过。线下治疗中她们总是沮丧和悲伤的。第一次，一个外人进入了她们的家。这就是在线会议的力量！

唐自己也有一个青春期的女儿，所以他先向玛雅发出请求，让她给他看一件对她来说很珍贵的礼物。女孩回到自己的卧室，拿着一个紫水晶的吊坠回来，非常高兴地拿给唐看，说这是她最好的朋友送给她的14岁生日礼物。维奥莱特则跑回自己的房间，抱着小象回来，小象是她收藏的动物园动物之一。治疗气氛非常热烈。唐发现玛雅在上古典芭蕾课。这时，他让玛雅给他看自己的舞鞋。玛雅听到这个请求很兴奋，从房间里拿出了她的粉色芭蕾舞鞋。她自豪地说："我的舞蹈服装是妈妈缝的，是妈妈绣的！"唐惊呆了，因为这意味着这位母亲很擅长做某件事，而这种能力在他办公室的治疗中从来没有表现出来。当劳拉站起来，骄傲地向他展示玛雅的舞蹈服装时，他更震惊了。这时，唐让这位母亲展示一件她最喜欢的东西。劳拉站起来，走进卧室，拿着她和格里婚礼的照片回来了，她非常感动地补充道："我用自己的双手设计和缝制了我的婚纱。"在这次治疗结束时，唐要求她们给出自己对第一次在线治疗的印象。三人都神采奕奕。玛雅说："这就像一个叔叔来家里看我们一样！"这位母亲补充说："这很友好，因为我们的亲戚从来没有来看过我们。"维奥莱特正在移动屏幕前的大象，这只大象以它自己的方式参与了整个治疗。临别时，母亲问唐："你什么时候再来看我们？"

女儿的照片和如何走出抑郁：一次特殊的会谈

朱莉是一名治疗师，她和一群国际同事一起参加了一门在线督导课程，她让我为一位患有极度焦虑和抑郁的个体来访者雷的个案提供会谈。朱莉觉得自己完全被卡住了，无法帮助雷。雷在每次治疗中都哭得很厉害，宣称想死，并表达了极度的绝望感。此外，雷觉得自己作为父亲和丈夫都不够称职，并对把家人带到澳大利亚感到内疚。朱莉提议我和八名同事一起进行在线督导，这八名同事在会谈期间都会出席。雷完全信任朱莉，接受了她的提议。雷是一名40岁的医生，他和妻子安吉莉卡及9岁的女儿梅塞德斯从阿根廷移民过来。移民的主要是为了进一步发展自己的事业，并希望为女儿提供更好的未来。相反，他的妻子感到被迫离开自己的国家、家人和朋友，陪他去一个不感兴趣的国家。除此之外，他们搬到了东海岸的一个小镇，那里没有什么社交生活。

雷从17岁离开阿根廷去美国读高中开始，就一直患有抑郁症。

从那时起，无论他住在哪里，抑郁症和一系列药物都在影响着他的生活。他对工作的承诺是让生命持续下去的主要因素，先是作为一名医生，然后是一名放射科医生，无论抑郁情况如何，他都以顽强的决心坚持着这一承诺。抑郁和莫名的不安是来自上一代的生活方式。他记得当他还是个孩子的时候，母亲总是对外婆生气。外婆总是穿着黑色的衣服，好像一直在服丧。此外，母亲在婚姻中感到非常孤单，因为丈夫对她不忠，并且他的经济灾难把雷的两个弟弟都卷入其中。雷在一个没有任何情感安全的家庭环境中长大，感到非常孤独。作为第一个出生的孩子，母亲依靠着雷获得情感上的支持，而父亲基本上不在他身边。雷把他的医疗事业作为生活中唯一稳定的因素，每当感觉不舒服时，就经常换城市和国家。

雷10年前遇到了他的妻子安吉莉卡。两人复制了雷母亲的故事——安吉莉卡怀了梅赛德斯，梅赛德斯成为他们在一起的黏合剂。雷一直很害怕成为父亲。他非常爱女儿，但担心她会像自己一样抑郁。在大约5年的时间里，他一直想去澳大利亚进一步学习放射学，但安吉莉卡不想移民。安吉莉卡在阿根廷曾是一名律师，并计划成为一名法官。但这些梦想在澳大利亚破灭了，因为澳大利亚的法律制度完全不同，这使得她不可能找到一份律师的工作。她情绪低落，想带着孩子回到阿根廷。随着母亲癌症的发作，她的矛盾心理变得更加严重。去年，她决定带着女儿回到阿根廷，并计划至少在那里待到母亲去世。雷非常想念安吉莉卡和梅塞德斯，自己也想回到阿根廷待一段时间。然而，由于新型冠状病毒感染，他被困在了澳大利亚，心情越来越难过。面对这种痛苦的困境，他开始了个人治疗。反过来，朱莉对如何继续对他进行治疗感到困惑和艰难。此外，在为一家机构工作时，她必须经常填写风险评估表格和安全计划，这在澳大利亚基本上是强制性的，但这也助长了一种官僚主义和冷漠的氛围。尽管如此，他们还是建立了一种基本的信任，因为朱莉和他分享了她自己从东欧国家移民到澳大利亚的故事，雷很欣赏她能在个人层面上暴露自己。

女儿的照片和墓地的比喻

我想透过朱莉的视角来描述会谈中发生的事情，以及后来雷向小组写的关于会谈的内容。

来访者对毛里齐奥·安多尔菲教授的会谈非常感兴趣。会面前我感到很焦虑，尽管我的同事们一直很支持我，称赞我有勇气把一个现场案例带到督导。从一开始，毛里齐奥就非常放松、尊重而随意，就好像是朋友之间的会面。在知道雷是阿根廷人的情况下，他在会议开始时发现雷出生在巴塔哥尼亚。毛里齐奥首先谈到了他的阿根廷之行，以及几年前他在巴塔哥尼亚度过的特殊的一周。我看到这对雷产生了惊人的影响，因为他第一次没有哭，而且非常活跃。在此之前，没有任何一位治疗师向他询问过巴塔哥尼亚的情况，更没有人与他分享过在这个美丽国家的经历。紧接着，毛里齐奥让雷给他看一张女儿的照片，一张他经常拿出来安慰自己的照片。雷容光焕发，离开去拿了一张梅塞德斯的照片回到客厅。毛里齐奥问雷，梅塞德斯美丽的笑容、金发和姿势都是从谁那里遗传来的。雷为有这么漂亮的女儿而自豪地笑了。当毛里齐奥让雷展示一张他和家人一起微笑的照片时，他变得兴奋起来。治疗的第一部分一直在进行，就好像他们是多年没见的家人。当我观察他们的互动时，我在思考为什么像我这样一直治疗他的精神病科医生和治疗师从来没有提出这些问题，更没有要看过展现他微笑和快乐的照片。可悲的是，在我们的领域里，只关注抑郁症和生命风险是常态，就好像一个人的生活对治疗项目没有那么有趣和重要。因为讲述整个会谈需要很长时间，我只想强调几个关键的主题，这些主题既震撼了作为来访者的雷，也震撼了作为治疗师的我。

内疚的主题

雷谈到了他的内疚感，尤其是对他的女儿和妻子。毛里齐奥用一句强有力的话挑战了他，这句话深深地印在雷的脑海里，在接下来的治疗中他也向我反馈。"内疚就像一颗致命的子弹。放开它，你会看到一个巨大的变化！"或者再用另一个比喻，"内疚是制约你生活的毒药。"听着这些话，我忍不住热泪盈眶，并问自己，一个有着丰富个人和职业经验的年长者说的话，对雷的影响是否更大。与此同时，我也在思考，内疚感对家庭和那些接受机构护理的人造成了多大的伤害。

墓地的主题

墓地的比喻是毛里齐奥在与雷的会面中介绍的另一个有影响力的主题。隐含的假设是，雷不断的哭泣是围绕着他对死亡的思考和没有活着的感觉，是一种"死亡"的方式。毛里齐奥的邀请是打开棺材，从里面出来，重新锁上棺材，以消除回到棺材里的诱惑，然后离开墓地。

复原力的主题

毛里齐奥并不相信雷患抑郁症的必然性。在雷的现实生活的每一点上，毛里齐奥都能发掘出积极的一面和天赋。他强调说，尽管雷很脆弱，但顽强地获得了他的职业资质；他的女儿希望父亲活着，他的妻子不爱澳大利亚但爱他；他的母亲尽管婚姻不幸福但强烈地想要他；他承诺照顾他的病人；他在世界各地生活的变迁，甚至他对这次会谈的渴望，这些事实都是他坚韧的证明。这也凸显了雷想活下去的愿望，而不是**死在墓地里**。毛里齐奥强调，要实现这种转变，雷必须改变对自己的看法，更加尊重自己，而且重要的是，他的女儿可以帮助他实现这种转变。儿童拥有惊人的治愈资源，比抗抑郁药有效得多。

小组反馈

小组的反馈给我留下了深刻的印象。他们给予了我非常特别的支持，帮助我消除了面对雷的无力感。对雷来说，这个小组也是一个难以置信的情感支持来源，他以前从未接受过一群专业人士在这方面的照顾，他们对他和他的生活给予了如此积极和乐观的评价。

会谈后

这次会谈的第一个重要结果是，我找到了能量和力量来说服雷的妻子与我进行在线预约。这次治疗持续了两个半小时（因为时差，直到我所在时区的午夜），对整个家庭都很有用。第二个重要的结果是，雷证明了他可以通过参加一个水上俱乐部和长时间散步来走出墓地。他还签署了一份非常重要的工作合同，表明他不再希望死去。我相信，走出墓地，让自己从内疚中解脱出来，对他来说是一剂非同寻常的药方。

致小组的信

雷给小组写了一封非常感人的信，感谢小组带给他这次的难忘经历。他感谢我是一位称职的治疗师，对他这个患者照顾得如此周到。他表示，在他接受心理治疗的整个过程中，从来没有体验过一群专业人士如此慷慨地给予他这么多宝贵的时间来帮助他、称赞他在谈论自己的人生经历时表现得勇敢和真实。他觉得这次咨询给了他改变的力量。雷还表达了他个人对精神疾病相关的污名化的感受，这种污名化仍然非常普遍。毛里齐奥的几句话让他印象深刻，并深深地印在他的脑海里，比如："被埋葬在墓地里，对任何事都没有乐趣，对任何事都感到内疚。"他在信的结尾向毛里齐奥的药方致敬，该药方要求他在客厅里挂一份书面声明，上面写着："禁止感到内疚！"雷说，虽然这比看起来要困难得多，但他觉得自己能做到，因为："我女儿需要一个活着的父亲！"

7. 治疗师的中心点和内在督导的建构

合气道的哲学基础及其对治疗师的贡献

许多年前，一位意大利裔委内瑞拉治疗师劳尔，因想增加家庭治疗方面的知识而来到罗马，在家庭治疗研究所实习一年。有趣的是，劳尔是合气道（一种日本武术）委内瑞拉协会主席。如果没有遇到劳尔，我对武术的理解可能仅限于我十几岁时在高中练习的柔道。劳尔从单面镜后面观摩我的治疗过程，经常把我的工作和合气道的练习进行比较。他说，我有一种从不与来访对抗的技能，有一种重新建构情境的创造性方法，并在与困境中的家庭会面时能自然地运用幽默和轻松。当他向我解释这种武术的哲学和精神时，劳尔坚定地说"这些是合气道的基础"。合气道（Aikido，合気道，あいきどう）这个词是由三个日文汉字组成的：**合**（Ai）的意思是和谐与爱，**气**（Ki）代表精神、宇宙的能量，而**道**（Do）代表道路。他向我展示了合气道大师的视频课程，这有助于我观察合气道大师的中心位置。合气道大师从不与对手对抗或冲突，他通过加入对手的能量流来移动自己。这样，因为合气道者不对抗对方，也不引入任何外力，而是利用对手的相同能量，所以阻抗就不复存在了（Saposnek，1980）。

长期以来，阻抗的概念在心理治疗领域被放大，特别是在系统方法的最初理论中。普遍认为，来访家庭来接受治疗"是为了不改变"，而治疗师必须找到策略"迫使这种阻抗发生改变"。矛盾禁令是当时最有效的策略之一，在20世纪70年代被大量使用。《矛盾与对抗》(*Paradox and Counterparadox*)(Selvini Palazzoli et al，1985)和《家庭面具背后》(*Behind the Family Mask*)(Andolfi et al，1983)对这一点进行了大量引用，其中包括一个非常详细的关于悖论处方的章节。我在那段时间从米纽庆的临床工作中学到的一个例子是，组织厌食症患者的家庭进行**午餐治疗**。当午餐餐桌摆好后，告知厌食症患者"不要吃"，以诱导他们吃东西。之所以不得不这样做，是因为他们对控制的强烈需求。一旦我们放弃了矛盾干预的策略趋势，我们就越来越确信，我们的脑海中抵抗的概念比在寻求帮助的家庭脑海中的更多。我们把来访者的具体困难误认为是对我们帮助他们的真诚愿望的阻碍力量。将对抗的力量转化为开放的相遇是一个重大的转变，这使我们能够深入了解来访者和他们家庭的感受，以便与他们的痛苦和希望协调一致。我们想重新发现一种类似于合气道提倡的人道主义治疗伦理，其中消除了敌人或坏人的概念(Ueshiba，2005)。

从那以后，消除任何形式的入侵或暴力，并以建设性的方式重新引导能量的想法一直指导着我的职业生涯。这些想法在《青少年的声音》(*Teen Voices*)(Andolfi，Mascellani，2013)一书中进行了简洁的阐述，许多来访者的暴力行为都用进化维度被重新定义，并导向更积极的家庭互动形式。许多青少年的攻击行为可以以一种关系的方式用**家庭或伴侣冲突的武装之手**这一比喻来重新定义。这样，我们可以从冰山一角即攻击行为出发，转向理解表面之下的东西，即识别家庭中脆弱的身份、未被解决或被否认的冲突。暴力可以被看作是一种无能状态的显著表现。它在表面以下，可以被带到表面来供我们思考。把视角从暴力转向无能，这让我们把注意从不良行为转移到缺乏信任或毫无价值的内心状态。此外，一个家庭成员的暴力行为可以成为"推动力"，让整个家庭都来接受治疗，从而成为集体成长的机会。在家庭变迁中，暴力可以被中和与溶解，就像合气道一样，攻击被视为**一种能量的礼物**。

合气道中对进攻的预测和心理治疗中的攻击威胁

合气道的一项基本技能是在攻击者的心理准备好进攻之前采取行动。攻击者忙于准备动作，以至于他的思想完全集中在准备做的动作上，在心理或身体层面冒着失去平衡和协调的风险。通过预测对手的动作，合气道运动员能够在不失去自身协调的情况下，使攻击者失去平衡，解除武装，变得更加脆弱。

危险反而是治疗师的安全

一件可能改变我整个人生轨迹的威胁生命的事件清晰地留在我的记忆中。在我的治疗生涯刚开始的时候，我和另一位治疗师一起对一个家庭进行联合治疗。米莫是一个18岁的独生子，他一直用非常具有攻击性的行为和粗俗的语言来吓唬他的父母，尤其是对他的父亲，他称父亲为"一个没有蛋蛋的男人"。米莫在家里掌握着所有的权力，一旦他不去上学，就会整天待在家里，像对待仆人一样对待他的母亲，好像他住在旅馆里一样。当父亲在挂毯店长时间工作时，这个可怜的女人对米莫百依百顺。在我们早期的一次治疗中，我对这个年轻人提出了很大的挑战，我问他一些问题，我经常用"lei"这个词（称呼某人的正式方式，而不是非正式的"tu"）来表达对他的尊重，同时也标记出我们之间的界限。对此，米莫挑衅地用罗马方言咒骂着回应道："lei是××的什么？别虚伪！"（原文为"Talk as you eat！"是意大利俗语，意思是行为更自然）。我非常冷静，不断地用lei提问，用一种非常礼貌的方式强调我是治疗的负责人。很明显，米莫很难接受由别人来控场，我们的语言交流增加了他的挫败感。突然，米莫站了起来，拿起一个很重的烟灰缸，把它高高举起，离我的头很近，好像要用它打我。人类有一种与生俱来的求生意识，但在面对威胁你人身安全的人时，这种求生意识并不一定会让你逃离危险。我记得我非常平静地在我的夹克口袋里摸索，找到了一张纸。我把身体靠向我的协同治疗师，用密谋的口气说："听着，卡尔米内，我预料到在这个疗程中米莫将无法应对我的挑衅，因此他会试图攻击我！一切都写在这张纸上。"实际上，这张纸是空白的。幸运的是，米莫的反应出乎意料地积极。从眼角的余光，我看到了他连续的动作，几秒钟之内，他温顺地把烟灰缸放回地板上，像只小羊羔一样坐回椅子上。我不仅通过了测试，而且这一套行为标志着我们治疗联盟的开始。我的同事劳尔从单面镜子后面观看了整个过程，在会谈结束时，他兴奋地喊道："这是合气道！"我还没有理解这其中的全部意义，但从这次经历中，我学会了在保持冷静的同时对家庭成员，尤其是对病人的想法和动作进行预测的价值。多年后，我才明白，这不仅仅是保持冷静的问题，更多的是一种回荡在治疗室里的协调感。这件事也让我明白，如果有第三者参与，对另一个人采取暴力行为的负面意图是可以找到解决办法的。在这种情况下，我邀请的第三个人是我的合作治疗师卡尔米内，我与他进行了磋商，假装确认了我的预测，而他起到了安全装置的作用。

声音面具

我可以提供许多治疗的例子，说明如何有效地利用预期作为建立治疗联盟或解除僵局的有利条件。这种方式的预期是指在来访者采取攻击或拒绝行为之前，做一些意想不到或令人惊讶的事情。这不仅仅是治疗师的行为（正如我们在黑色纸片的使用中看到的那样），而且是治疗师的内心状态。治疗师的内心状态预测了行为，并为行为本身提供了实质内容。在合气道中，**可视化**具有重要价值，一个精神的行动随后产生一个物理效果。就个人而言，我一直认为与家庭成员进行视觉接触是很重要的。如果可能的话，甚至可以在通过单面镜与他们见面之前进行视觉接触。如果"眼睛是心灵的窗户"这句话是正确的，那么眼睛的语言就是与家庭更深入接触的主要工具。在合气道中，动作之前的能量流首先是想象的，最终目标是提升和谐与和平的感觉（Ueshiba，2005）。同样，在治疗中，眼睛的语言引起的好奇心，以及我们对互动中的细微差别做出反应时目光转移的本能方式，创造了一种非言语对话。非言语对话与探索家庭世界的共情愿望，都代表了基于运动中重要形式之间相遇的真正变革（Stern，2010）。

迪尼古拉的论文《声音面具》（*The Acoustic Mask*）（Di Nicola，1985）描述了我多年前在蒙特利尔为一个意大利移民家庭做的一次咨询。这个家庭中有一个13岁的女孩因为决定不再在家里说话而患上了选择性缄默症。在治疗过程中，我没有强迫女孩说话，也没有冒着彻底失败的风险，而是预测了可能出现的困难，并引入了一个意想不到的游戏，这个游戏让她感到惊讶和兴奋。它是基于一个建议，即通过头部信号和我们可以发送给彼此的小纸片进行交流。首先，我问她是否喜欢这种对话形式，她积极地点了点头。然后我递给她一张纸，在上面写字问她的沉默是不是因为她母亲的痛苦，她母亲"从未离开过她在阿布鲁佐的小村庄"。她的沉默意味深长。她带着悲伤的眼神回信说，她的妈妈在家里总是哭。利用她沉默的交流方式，我了解了这个家庭的移民史。我了解到她的母亲处于绝望的状态——母亲不得不离开意大利和她所爱的家庭移民到加拿大，她不想学习加拿大的语言，也不想待在那里。可以说，女儿的沉默是母亲更痛苦的沉默的象征性代表。

两个黑种人小孩的愤怒

　　和两个非常生气的黑种人小孩的相遇开启了我这样的想法：通过模仿他们的表现立即融入他们的负面情绪。他们的母亲将这两个小兄弟带来治疗，她一直独自抚养他们，作出了巨大的个人牺牲，是唯一为他们提供经济支持的人。她感到筋疲力尽，因为孩子们从不听她的话，而且总是对她不好。为此，母亲请求帮助，两个孩子被迫参加了治疗。我仔细观察两个男孩，他们看上去就像两个小士兵，穿着夹克，打着领带，就像要去做礼拜那样，但脸上带着非常愤怒的表情。预料到他们会生气，可能会拒绝参加治疗，我决定向小组成员借一件夹克和领带，以配合他们的着装。我坐在孩子们旁边的椅子上，一脸愤怒地盯着前方，试图进入他们的愤怒状态。沉默片刻后，我尖叫起来。几秒钟后，两个小孩转向我，笑得前仰后合。他们仿佛摆脱了沉重的负担。这时，我深情地看着他们，问他们："想帮助妈妈吗？"就这样，治疗在一个巨大共识的背景下开始了，因为我们现在可以进入这位母亲和这些小孩的感受了，而愤怒不再会成为障碍。

预见到死亡威胁以防止死亡

在一些出版物中（Andolfi et al，2001；Andolfi & Mascellani，2013；Andolfi，2017），我写了关于青少年或年轻人自杀未遂的文章，描述了家庭被儿童的自杀想法或具体的自杀尝试吓坏了的几个临床情境。与此同时，我总是对这些姿态在关系上的意义印象深刻。就好像他们通过**玩弄自己的生命提高赌注**来传递自己的需求，让他们渴望父母的关爱和欣赏的需要被看到。这些孩子的父母要么太缺席，要么太忙，要么来自破裂或高度失能的原生家庭，要么曾经被敌对的学校环境吓坏了。特别是在没有精神疾病或严重人格障碍的情况下，有自杀尝试的孩子总是有一种感觉，在世界的眼中，尤其是在父母的眼中，自己一文不值。父母有时会无意识地强调有自杀倾向孩子的低自尊，是因为他们对孩子中更有能力和更成功的兄弟姐妹的关注和欣赏。我们将在后面的案例中看到，儿童的生存之路是非常不同的，那些健康和幸福的人与那些从小就遭受身体、精神磨难或残疾的人之间存在着明显的差异。随着时间的推移，这些因素会导致问题儿童感到更加脆弱，并使他们在家庭、学校或社会环境中受到排斥和偏见的影响。总体而言，很难确定哪些因素对年轻人的低自尊和身份创伤影响更大。事实上，一个人对自己的负面看法（"我一文不值"）和由家庭、学校、同伴群体对他的被强化的隐性负面评价（"你一文不值"）之间形成恶性循环。可以理解的是，青少年或年轻人的自杀威胁对家庭和相关机构及专业人员都敲响了警钟。卫生系统，无论是门诊诊所还是医院，通常受到可能存在的自杀企图的威胁，倾向于采取自我防御策略，以避免对可能的自杀死亡负责。卫生系统的架构旨在采取一系列保护策略，以尽量减少主要的焦虑和压力，并防止自杀尝试变为真正的自杀。这导致了医院普遍持有的一种信念，即避免住院的青少年或年轻人与其家人直接接触，因为这可能会增加焦虑或压力水平。即使在私人心理治疗的背景下，普遍的想法是保护那些更脆弱和高风险的人，并努力让这个人欣赏生命的价值，从家人和朋友那里获得积极的支持等。这凸显了卫生系统**站在生命这一边**的理念。虽然这是完全可以理解的，但一般来说，专业助人者不太愿意象征性地走向**另一边**，去欢迎和探索那些正在经历自杀尝试的人的死亡幻想。

对安全的关注几乎是专业助人者的绝对要求，他们认为必须确保那些表达了自杀想法或已经尝试自杀的人有一个安全的环境。在澳大利亚，这导致了一种安全检查清单和评估程序的教条。从与病人的第一次接触开始，记录自杀的想法、感觉和计划等因素；既往自杀未遂史，包括其他家庭成员自杀未遂史；酒精和毒品的使用；量表显示的抑郁程度；其他精神或身体疾病；重要家庭成员的丧失；家庭中的身体虐待或性虐待等。虽然评估自杀风险因素和建立一个安全的治疗环境毫无疑问是必要的，但我好奇，对于卫生系统和专业助人者来说，自信和冷静地探索与死亡可能相关的关系，而不是牢固地锚定在生命的一边，是否同样有用。引导这种反思的思想根源于一种悖论：治疗师越是执着于保证生命安全，就越不能欢迎与调和来访者或担心失去孩子的父母的"死亡思想和幻想"。

几年前的一次治疗经历让我确信了这个想法——**为了预防死亡，应该提前预测死亡**。在丰富的治疗经验和内心智慧的指导下，当我面对一位年轻女性来访者有即将死亡的风险时，我产生了这个想法。比安卡患有慢性厌食症，她顽固地拒绝进食，并处于晚期恶病质状态。她呼吸非常困难，以至于要求她的母亲每天晚上去她的房间里检查她是否还在呼吸。这种戏剧性的情况加上比安卡固执地拒绝住院，给了我一种比安卡已经命悬一线的感觉。我提议进行一次特别治疗，比安卡可以邀请家人、朋友、邻居、父母的同事等参加。实际上，是所有她觉得关心她和她的家人的人，所有会参加她葬礼的人，因为她可能很快就会死去。为了限制这个非常不寻常的要求，我宣布：*"也许有他们在场，就有可能避免你的葬礼！"* 简而言之，比安卡邀请了23人参加这次特别咨询！在这次特别的会谈后，比安卡同意住院治疗，并开始了很长一段时间的家庭治疗，这最终成功地治愈了她，并为整个家庭带来了转变。我之前写过关于这种特殊情况的文章（Andolfi & Mascellani，2013；Andolfi，2017），我从比安卡身上学到的东西，极大地强化了我的想法，那就是通过"预期死亡"来寻找更多的生命资源。

米歇尔的缓慢自杀

在布鲁塞尔的一次咨询中，我遇到了来自比利时的18岁女孩米歇尔和她的家人。这次咨询是应她的精神科医生和家庭治疗师帕斯卡尔的要求进行的，因为米歇尔有持续的自毁行为和多次自杀尝试。她的两个兄弟也参加了会面，我们得以继续处理家庭中尚未愈合的伤口。米歇尔小时候曾被她的祖父性侵，她声称也曾被一个哥哥性侵过，但哥哥坚决否认，以致两人断绝了联系。我和米歇尔立刻产生了对彼此的信任感，这次咨询的效果对她来说非常积极。几个月后，米歇尔又陷入了非常抑郁的状态，不断地想到死亡并伴有厌食症状。面对她的严重复发，由于疫情，帕斯卡尔再次要求与我进行一次线上咨询。米歇尔当时是精神科急诊科的住院病人。在帕斯卡尔和她的父母参加的这次在线咨询中，米歇尔表示感到非常沮丧。她说觉得自己毫无价值，她的抑郁和状况对每个人来说都是沉重的负担。她坚定地说，她正走在一条缓慢但不可避免的自杀之路上。我和米歇尔分享了比安卡的故事，以及我们与23位嘉宾的特别治疗，23位嘉宾用爱和支持的方式恢复了比安卡对生活的信心。听着比安卡的故事，米歇尔变得非常兴奋。

特别的在线网络会见

这促使我提议进行一个特别的在线治疗，米歇尔可以邀请所有她觉得真正关心她的家人、朋友、学校同学和其他有风险的青少年参加。那些有风险的青少年正在参加一个米歇尔过去参与过的机构项目，由她的治疗师帕斯卡尔指导。这次会面的目的是停止"她的缓慢自杀"，离开医院，回到帕斯卡尔经营的青少年风险机构，重启她的人生计划。尽管我看得出来，她对网络会面的主意很感兴趣，但她的即时反应非常消极，她大声说："但对我来说，没有人会来！"几周后，我接到帕斯卡尔的电话，他告诉我大约有40个人对米歇尔的邀请做出了热情的回应，可以参加这次会见。在这40人中，有30人是米歇尔从她的家人、朋友和社区中挑选出来的；另外10人是参加帕斯卡尔项目的工作人员和青少年。就我而言，我决定邀请一位非常特别的来访者参加这次在线会见，他是著名的托马斯，"诺曼底国王"（这个比喻来自几年前在法国与托马斯及其家人的一次家庭会见，也是学院多媒体图书馆制作的DVD的标题）。托马斯是一个比米歇尔大几岁的年轻人，他在住院12年后康复的故事在我的书《多代家庭治疗》（Andolfi，2017）（请注意，书中他的真名改成了帕特里克）中有详细的描述。米歇尔不认识托马斯，我觉得他的出现会给她一个巨大的惊喜，并提供一个活生生的证据，"没有什么是不可能的！"如果托马斯能够在12年的精神科治疗后恢复健康的生活，那么米歇尔也没有什么是不可能的。由于新型冠状病毒感染的影响，这次会面未能在线下举行让大家彼此见到真人，而是在网上进行的。然而，考虑到我住在澳大利亚，而40位嘉宾住在比利时和法国的不同地区，线上会面又凸显了它的优势。会面持续了大约三小时，要重述会议的全部内容是不可能的，要完全捕捉到会议的关怀气氛更是困难，每个人都想表达他们对米歇尔的在意和关心。每个人，包括她的父母、兄弟、一位把米歇尔从小养大的特殊祖母、她的小学和高中同学，还有托马斯，都非常激动地交谈着。言语、回忆、眼泪和个人轶事交织在一起，生动地证明了爱的治疗力量。这次网络会见结束后，帕斯卡尔给我的报告如下：

"我们在线上会面的第二天，米歇尔给我打了电话。从她热情的语气中，我可以听出她对这次特别的治疗和这么多人的参与感到非常高兴和惊讶。尤其让她感动的是，托马斯精彩的发言，以及她祖母第一次讲述她和米歇尔一样大时的经历。米歇尔还表示，她很高兴看到父母如此团结一致地支持她。她还感到高兴的是，她的父亲提议，一旦新型冠状病毒感染的情况好转，就邀请这次特别治疗的所有参与者到他们家中烧烤。她说感觉从上周日我们的治疗以来，自己的想法发生了一些改变。她说，她觉得自己已经准备好康复了，她相信自己现在可以康复了。她宣布将在本周末出院，并承诺在这之后不久以住院患者的身份进入青少年机构。"

米歇尔也亲自写信给我，告诉我这次特别的会面对她来说是多么的重要。她用意大利语给我写信，就像她在另一个场合所做的那样，因为这是一种她喜欢和学习的语言，这会让她觉得和我更合拍。她说："这次治疗让我和其他人都产生了强烈的情绪。我可以公开谈论我的痛苦和我的慢性自杀的想法。我看到我的父母是多么伤心，但同时他们又是多么团结。最美的提议是让所有爱我的人和我爱的人重聚。第二个积极的想法是将重返青少年机构作为一个终身项目。我感受到每个人对我和我的家人极大的友善和仁慈。当发现没有人希望我堕落时，我深受感动。这次会面对我这个不再相信任何事情的人来说是一份很好的礼物。"

回到青少年机构作为人生的一项计划

米歇尔离开了精神科，在青少年机构住了大约6个月，从她的精神科医生帕斯卡尔那里持续获得了宝贵的支持和治疗。她用意大利语写给我了一封电子邮件，分享了她在那里时的一些零散想法：

"在过去的几个月里，我一直在探索'我存在的海洋'的底部，感到了巨大的痛苦，这是我自己、我的存在和我的灵魂不可分割的一部分。但现在，这种疼痛不再持续了。它已经成为我抵抗任何生活逆境的意志、力量和希望。机构周围有很高的树，我一直在注视它们，希望能找到平静。早晨、晚上、阳光灿烂时、下雨时，它们看起来很不一样，但它们总是一样的高大、雄伟、深深扎根。生活的欢乐和痛苦混合在一起，我感到我的心在为新鲜的生命而跳动。我回归生活的旅途还没有结束。我必须更充分地接受身心健康的存在。我必须让自己接受我所忍受的羞辱和痛苦，并接受这些人可能永远无法理解他们给我造成的痛苦。总有一天我要离开这个地方，但我想花点时间离开。我离宣布'治愈'这个词越来越近了，但我还需要时间。我会在心里感觉到我能飞的那一刻。"

宣告痊愈

今年圣诞节前几天，我收到了米歇尔的另一封邮件，也是用意大利语写的，里面有一些她画的画和拍的照片。

"今天我要回家，要和这个机构说再见了！我要和精神病学，尤其是和我作为一个精神疾病案例的生活说再见。我现在可以说我痊愈了！我的疾病变成了一种充满力量的脆弱。现在，我比以往任何时候都更能感觉到自己还活着。我还活着，因为我会笑会哭，我的生活充

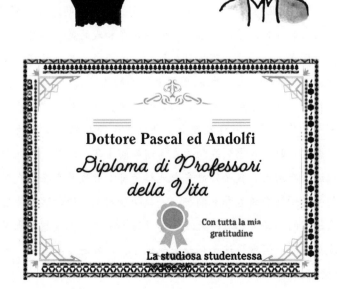

满了色彩，从最亮到最暗。我要感谢帕斯卡尔博士，他在我的旅程中给了我很大的帮助。我还是有点伤心要和他告别。我画了一幅帕斯卡尔博士的画像。如果你觉得像他就告诉我。今天，我要感谢你，因为你为我打开了生活的大门，因为你对我的信任让我相信自己。从我们第一次见面开始，我就感受到了你的仁慈、善良和力量。我很高兴也很感激能认识你们两位。出于这个原因，我附上了一份名为人生教授的文凭给你们两位，我以一个非常敬业的学生的身份在上面签字。"

我给米歇尔写了回信，表达了她的邮件给我带来了多么大的惊喜和感动，这是我收到的最好的圣诞礼物，我会把这封邮件的副本放在圣诞树下。

你能死一下吗

我想讲一个复杂的家庭治疗案例。在这个家庭里，儿子达伦已经成年，他曾试图自杀这一问题逐渐演变为日益加剧的威胁。这个家族经营着一家非常成功的化妆品公司，由父母和三个完成大学学业且已经成年的子女共同参与。在这三个孩子中，玛丽莲是大姐，达伦是老二，而迪克是最小的儿子。像许多家族企业一样，家庭与事业的交织使得生活变得错综复杂。他们的父亲卢克是跟随爷爷的脚步从零开始创业的。爷爷曾经拥有一家出色的包装公司，父亲放学后经常去帮忙。不幸的是，最终生意以失败而告终，这让爷爷深感绝望。卢克觉得有责任为父亲挽回声誉，于是白手起家，建立了自己的化妆品公司。在家庭会见中获得的最关键信息是，卢克过于专注于工作，而孩子们相互竞争，力求获得父亲更多的赞赏。父子之间的情感完全建立在他们在工作中的努力和在企业中的表现上。尽管这三个孩子都已经三十多岁，但他们的行为更像是为了争夺父亲关注而展开的竞争。母亲一直尽力担任家庭调解人的角色，她极力促进家庭中的亲情、关怀和相互关爱，并将其作为优先事项，试图减少家庭中企业主导地位所带来的僵化，只是她的努力家人都不怎么在意。

达伦一直是一个需要保护的"脆弱的孩子"。从小，他就被诊断患有孤独症谱系障碍（自闭症），这导致他在整个学校生活中有着严重的人际关系困难。更为重要的是，在过去的十年里，他患上的一种自身免疫性疾病使他更加虚弱，经常躺在床上，感到非常无力和消沉。在母亲的陪同下，达伦咨询了北美最著名的专家，但效果甚微。从此，达伦对医生失去信心，认为他靠自己治疗会更好。除了他的生理和心理问题，达伦的精神状态也变得更加不稳定。他坚信自己被父亲和玛丽莲边缘化了，两人均在企业中担任董事职务。同时也感到被迪克边缘化了，因为父亲曾说迪克有着继承家族企业的巨大潜力。实际上，家族企业里的其他成员也说"你永远不会登上这个位置"。这些声音让他感到被批评，觉得自己无能，并强化了他的信念，即七十多岁的父亲要把公司的未来交给其他孩子。尽管如此，这位父亲仍然赞扬达伦非常有创造力，相信他的思辨能力和技术可能为公司做出重要贡献。实际上，达伦在经济上完全依赖父母。他们为他购置了一套公寓和一辆汽车，并持续支付昂贵的医疗费用。显然，达伦是一个非常敏感的人，对于家庭冲突非常敏感。通过大量调查，他选择让安多尔菲教授进行家庭治疗。达伦将所有精力都投入到脑力和思辨上，阅读和研究了许多感兴趣的主题，包括心理学、经济学、营销理论，甚至东方哲学。

从去年圣诞节开始，达伦就把自己关在家里。他不参加家庭的任何圣诞庆祝活动，拒绝与任何人见面，甚至拒绝接电话，这让他的母亲越来越担心可能会发生最坏的情况。他的父亲被儿子的行为吓到了，第一次从他的业务中分出精力来。达伦给父母发了几封关于自杀未遂和自杀的科学论文的电子邮件，并把邮件抄送了我，这似乎是一个即将发生的威胁信号。在他的一封电子邮件中，他附上了一个链接，链接到一个名为《父亲的支持》（*The support of the father*）的视频剪辑，作者是加拿大精神病学家乔丹·彼得森。这是在含蓄地提到他的父亲没有按照他想要的方式支持他吗？在接下来的一封电子邮件中，他问个体治疗是否会破坏家庭治疗。我认为这条消息是一个求助信号，经过几次尝试，我终于能够通过即时通信软件（WhatsApp）联系上他。他躺在床上，说话很困难，表示他没有力气起床，也没有力气吃饭，他不想见任何家人。我问他是否希望我做一次家访，或者他是否可以在未来几天里到我的办公室来。他感谢我有空，但说他更愿意在有足够的力气时来我的办公室。与此同时，我邀请他的父母参加一个紧急咨询，在这样一个困难的时刻帮助达伦。我将邮件抄送给达伦，表达了在这样的关键时刻我想要帮忙并分担他父母深切忧虑的意愿。就在与他的父母预定的咨询开始的时候，达伦给我打电话，告诉我因为自己身体太虚弱了，没办法参加。他打电话的时机正好提示我可以让他留在会谈中，通过扬声器旁听，他愉快地接受了。在达伦寄给我的各种材料中，有一份信息传单，来自一个名为"真实的抑郁项目"的青少年支持组织。这张传单被分成两栏，第一栏报告了与自杀相关的简要特征，第二栏报告了与自杀意念相关的特征。我开始大声读出来，确保他可以通过扬声器听到。第一句话说，自杀被认为是一个悲剧，而自杀意念被认为是请求关注。我继续严肃地读第二行，在自杀的情况下，每个人都会感到悲伤，而在自杀意念方面，每个人都会感到愤怒。我接着念第三行，那就是在自杀的情况下，每个人在家庭成员死后都会在场，而在有自杀想法的情况下，每个人都试图避开他，因为他的自杀想法非常令人不安。该页面以一个可怕的警告结束："如果有人威胁自杀，必须认真对待，因为认真对待可以确保人的生命！"我的阅读让现场产生了一种连接非常紧密的气氛。达伦的父母看起来都很激动，达伦在我阅读时表现出的沉默好似放大了他打算向父母发出的警报信号。

在这一点上，我沉着冷静地提出了一个想法：假使达伦已经死了。通过扬声器，我对达伦说："我希望你能有一小会儿的死亡体验。你可以试试吗？我想让你的父母想象一下你真的死了，这也是他们过去几个月来一直担心的事情。如果你能让他们感觉到你真的死了，我可以问问他们，在那一刻是什么感觉。"在亲人的墓地或棺材周围的家庭雕塑或仪式产生的象征性体验的唤起力量确实是非凡的。在这种情况下，创造一个好像达伦真的死了的情境，能够强有力地让每个人都思考他的死亡，以便改变矛盾的和保护的心态，从而获得更大的真实性。

卢克泣不成声，他说儿子的死将是他人生中最大的失败，他将永远无法从中恢复过来。母亲多萝西像石化的雕像一样沉默。我敢肯定，达伦即使此时看不到父母，仍然能够感受到他们的痛苦。在情感涌动的沉默之后，我再次向达伦表示，感谢他有勇气接受我的提议，并参与一次非常艰难但同时也非常释放的经历。我告诉他，那天他从父母那里收到了一份珍贵的爱的礼物。我建议他们在咨询结束后去敲达伦的门，如果他能为他们开门的话，拥抱他，这样他就能感受到他们有多爱他。两天后，卢克和多萝西给我写了一封电子邮件，感谢我做了这样一次令人感动的咨询。他们说，他们确实按照我的建议在咨询结束后去了儿子的屋子，他打开了门，一起拥抱了很长一段时间。他们最后说，父亲和达伦还带着狗去散步了很长时间，正如加拿大心理医生所说的那样，"一个好父亲能帮助你成为最好的自己！"

治疗师的中心点

　　治疗师需要发展自身在治疗过程中的身体觉知和心理觉知。我们多次强调将运动视为**内隐关系知识**模型的重要性（Stern，2004）。治疗师与来访者之间的情感分享是由内隐语言激活的，而内隐语言则是由身体、姿势、模仿、语调和动作调节的。斯特恩指出，治疗过程中的转变需要具体的行动，无论是真实的还是想象的。在咨询现场一同做些什么活动是连接的新途径之一。早在1983年，肖恩（Shon）提出了认知过程的双重理论。随后，2011年卡内曼（Kahneman）在行动中的反思（reflection in action）后，提到了行动知识（knowledge in action）的概念。根据这些理念，治疗师可以灵活地从直觉反应转移到认知反应，并进一步跟随他能够适应的家庭节奏。

　　根据我们的模型，治疗师必须能够自由地向每个方向移动，接近或远离特定的人，调整他的情绪。如果治疗师能够想象和预测他的动作，所有这些都会变得更加容易。治疗师可以接近一个孩子，和他共同坐在地板上，跟随他的目光或手势，设想其父母的反应。他可以让一个青少年坐在他旁边，共同探讨家庭中的重大事件，在家谱图上做标记，并说出他与父母的冲突。或者，他可以跪坐在母亲和女儿面前，用他的姿势在两人之间传递情感，减少她们之间的距离。他可以请父母和孩子们一起坐在地板上，画出他们自己的愤怒（孩子和大人一样画），或者画一个神奇的岛屿，每个人都可以邀请他们想带的人一起去。他可以邀请祖父母，让他们展示他们最珍贵的照片，这些照片通常放在钱包或手机里，并通过观察这些照片，让他们讲述生活故事。他可以让青春期的儿子把自己的帽子戴在父亲头上，或者让他们两个交换鞋，体验穿对方鞋的感觉。他可以邀请夫妇进行一次雕塑，用行动而非言语来表达情感距离。或者，他可以提出一个未来的雕塑，让每个人都表达他们关于变化的愿望。通过在治疗空间中平静地移动，表达每个人的痛苦，可以创造一个亲密而富有成效的环境，从而减少家庭的焦虑和担忧。在一次咨询中，尽管谈论的是家庭冲突和生活逆境，一位妇女面带微笑地对我说："你散发着平和的气质。"根据斯特恩在2010年的说法，对他人想象运动的表征过程是理解治疗师掌握话语、想象行动、发展意图、模仿他人、认同他人或共情他人方式的关键。同时，治疗师可以暂停这种运动，给予沉默的空间，平静地倾听家庭带来的痛苦和损失，让每个人都能接触到自己的内心世界。

我们采用物理学中的重心概念来概括治疗师为了保持自身的稳定而感受自身重心的物理或象征性需要，这需要多年的生活和临床经验。他需要找到**动态平衡点**，即在与来访互动的同时与自己保持深度接触的能力。

在合气道中，中心点被确定为脐下5厘米处，这被认为是重心及我们重要的能量来源地。合气道大师、临床心理学家和作家赫克勒（Heckler），在他1997年的书《解剖变化》（*Anatomy of Change*）中提供了对身体心理治疗的重要说明。在这本书中，他对现代教育学提出了挑战，因为现代教育学强调认知学习，否认我们的经验所塑造的身体智慧。赫克勒指出，用身体的内在能力去感受、去直觉和发展同理心可以治愈我们的身体和情感创伤。在合气道中，赫克勒发现了在日常生活和治疗中的一系列做法，可以引发新的知识和选择（Heckler，1993）。

在培训中，我们指导学员积极利用治疗空间，通过运动找到自己的重心。在小组的协助下，学员能够通过角色扮演模拟治疗对话。我们通过强调凝视、姿势，以及对话中口头交流的重要性，指导学员如何提出触动他人并激活家庭成员之间的情感联系的关系性疑问或肯定性表述。我们还教学员如何使用非言语通道在咨询中运动。小组学员可以模拟家庭成员之间的互动，如当孩子在地板上玩耍或者在墙上画画时候父母挨坐在一起；敌对伴侣的关系可以表现为双方都扮着苦相，而青春期的孩子坐在他们中间。鼓励学员在空间中移动、改变位置和姿势，以便靠近某一个家庭成员，确保与每个人具有共情的视觉接触，或者请求家庭成员更换座位。我们注意到，受训中的治疗师天然倾向是保持坐着不动，甚至一整个小时都不动，以避免犯错误，尤其是在不确定如何应对时。基于此，我们培训他们积极运用身体运动，站立、俯身或躺在孩子旁边，同时保持身体和精神的重心。为了帮助他们感知自己的重心，我们有时候邀请学员在房间中从一个地方移动到另一个地方的时候使用长棍，以增加身体支撑达到平衡。这种练习使学员以具体的方式感知自己的重心，并在运动中体验身体的稳定性，而不会失去平衡。此外，我们注重通过非言语练习来教授学员如何重构语境。我们会请小组学员来建构雕塑或者戏剧，通过特定的姿势、手势或者目光来展现家庭中的评判或暴力关系。每位学员依次被要求在保持自身稳定性的同时，不使用语言，仅仅通过身体和面部表情的运动来具体地改变这些姿势，重构语境，以唤起彼此联系的新机会。用于雕塑消极情境的能量，同样能转化为对方向和意义的积极修正。

内在督导的建构过程

除了前面描述的正式和外部督导形式，我们现在考虑的是治疗师随着时间发展建构自己内在督导的可能性。我们认为治疗师能够通过在咨询中的行动培养自我观察的能力，同时反思自己和家人的情绪动力。建立内在督导的过程从选择成为心理治疗师的那一刻就开始了，并随着生活事件和临床经验的积累而形成，这是知识和自我意识的主要来源。建构主义理论家对主体间性的研究为这一领域做出了重要贡献。正如前文所述，他们强调观察者在所观察系统中的主观性的重要性，并定义了对客观性的追寻是虚幻的。因此，当面对寻求帮助的来访者和家庭时，我们对自己与周围世界的关系的理解，以及我们自我观察的能力，是一砖一瓦建构内在督导的基础。

我们已经介绍了通过一些重要问题来练习自我反思技能的一些方法，例如，在展示家谱图时，治疗师的T在哪里；在描述临床病例时，治疗师的情绪反应在哪里；在向来访者提出问题时，治疗师在哪里；这些问题是伴随着治疗师的移情参与（治疗师在问题之内），还是中立和超脱的问题（治疗师在问题之外）？这些问题的答案是建构内在督导的基础。非言语渠道为内隐关系性知识做出了另一项重要贡献，它使治疗师能够理解来自来访者的行动和肢体语言的信号，以及来访者在**互为生命形式**的特殊相遇中自身的动作和姿势（Stern，2010）。

内部对话与外部关系

几年前，我询问了一位著名的国际足球裁判，一名裁判是如何让22名足球运动员在8万名盲目支持自己球队的观众面前尊重比赛规则的。他的回答给我留下深刻的印象。他告诉我，在评估自尊水平的强制性测试中，足球裁判的得分远高于大型喷气式飞机的飞行员。因此，在面对火山般的情绪时，保持一个平衡和安全的立场，高度的自尊是必需的。我不知道有什么具体的测试来评估心理治疗师的自尊，但毫无疑问，自尊是他们职业生涯中的一个基本要求。一个关系取向的治疗师必须能够在治疗中的许多人生戏剧面前保持平静和轻松，同时他必须能够在治疗环境中面对愤怒和辱骂的来访者和家庭时说了算。如果治疗师对自己没有好的态度，他便无法忍受在他眼前发生的痛苦或暴力，会被卷入这场龙卷风中。此外，如果他没有足够的自尊心，就很难把这一点传递给那些觉得自己毫无价值的人。在我50年的临床经验中，我发现自尊是一个必不可少的条件，当它被同样重要的谦卑感所平衡时，可以避免全能感带来的风险。高自尊本身似乎不足以获得内在的和谐与宁静，以共情来访的感受，让他们完全融入其中，并在安全的背景下暴露他们的脆弱和恐惧。这种和谐可以被认为是一系列因素的结果，从喜欢自己、平和地看待自己的失败和丧失有关的个人事件，到与自己保持持续对话的能力。克里斯廷·内夫用自我同情（self-compassion）这一概念很好地描述了这种把对自己的喜欢作为一个基础（Kristin Neff，2011），以平等的仁慈与来访者建立联系的感觉，正如其座右铭所说："即使在糟糕的日子，也要爱全部的自己。"互惠的伦理及其"以己之道待人"的黄金法则，深深植根于许多古老的文化、宗教和哲学中，也可以在治疗中运用。

更复杂和更具象征性是治疗师内在对话的特点。治疗师应该与他和来访者建立的对话和谐一致，并指导他的行动（Rober，1999，2005）。内在对话和外部关系之间的这种关系表明可能存在一个内在的督导师，米纽庆巧妙地将其描述为**治疗师肩膀上的一个矮人，他与之沉默地对话**（Minuchin，2017）。我们可以用达伦和他的自杀幻想的案例来看看治疗师内在对话。达伦在发给我和他母亲的电子邮件里，附上了关于自杀的科学文章和传单。我本可以读完它们，然后忽略它们……但内心深处有一个小小的声音在对我耳语："毛里齐奥，你迟早会用到它们的。它们是可以帮你在咨询中创造空间的信息，你可以在适当的时候使用它们。"我在脑海里记录了这个信息，我回答说："让我们等待吧。"为了一起谈论达伦所处的极端危险的情况，我邀请他的父母一起参加一次紧急咨询，而达伦由于身体虚弱，无法出席。在这次紧急咨询之前，达伦打电话给我。我想，"达伦在会议前几分钟打电话给我意味着什么？这可能只是一个巧合吧。"小小的声音马上回答说："当然不是。"紧接着，直觉被转化为一个具体的建议，即父母在场、达伦通过电话参与的形式进行联合咨询。儿子和父母都接受了这个建议。我觉得我的内在督导和我在一起工作。我们（我的内在督导和我）过去曾在类似的情况下一起做过尝试，但在这种情况下，我们做了一个新的冒险，那就是在达伦听电话的时候讨论与自杀有关的主题。个人经验和临床经验告诉我，避免或尽量减少风险并没有帮助。我觉得我的内在督导离我很近，支持我把概述自杀意念和自杀之间区别的传单放在父母面前的小桌子上，大声朗读不同的观点。这样做，把传单从一个陈述不同客观事实的图式转变为两个父母和他们儿子深深的个人恐惧和担忧，他们让这些恐惧持续存在，也因此而遭受痛苦。父母默默地坐在一起，达伦则聚精会神地听着，就好像他自己在场一样。这创造了一个非常亲密的气氛，因为它考虑了我们人类的本质，生命通往死亡的道路。在我和内在督导进行了短暂的反思之后，我俩对话变得更加活跃，并让我在预料死亡时候往前一步，问："达伦，你能死一小会儿吗？"这个假设的建议被接受了，这让一个强烈恐惧的事件变得真实，于是我宣布："达伦死了！"然后我立刻询问他的父母："现在他走了，你们的生活会发生什么？"父亲的眼泪涌出，母亲则陷入了沉默，这些真实的情感反应深深打动了儿子，这是一份他无法拒绝的珍贵礼物。我感激肩膀上的矮人，我的内在督导，从未离开过我一刻，这让我放松了下来。现在，轮到父母和儿子在一次象征性的经历之后重新建立连接。这种经历具有神奇的力量，使他们在生活中更加亲近。

工作的工具：自我观察的创造性模式

多年来，我曾观察惠特克的工作，他在咨询期间分心的能力让我感到惊讶。有时，他似乎对正在发生的事情几乎不感兴趣，经常将目光从与他交谈的人身上移开，好像他的话或**疯狂的想法**必须在当前的空间中解决。有时，他能够沉浸在自己的内心深处，陷入沉思，当有人注意到他的走神时，他会通过介绍一个自由联想而准备回到现实。当然，他并不担心失去对话的线索。相反，他似乎真的想要断开一下，对不断出现和变化的语言交流给予一种断断续续的关注。在我看来，这种与来访家庭互动中**进进出出**的方式并不是因为他对家庭的兴趣不大，也不是因为认知问题。相反，他一直渴望**把电话从墙上拔下来**，以便与自己和内心世界深入接触。我也很惊讶地发现，他经常拿着一些东西玩耍，比如类似船上使用的绳子，他会把它做成不同的形状，比如刽子手的套索，用来启发性地比喻在高压情况下的家庭。惠特克过去住在靠近湖泊的地方，并经常在工作结束后划船，因此能更好地理解他手中的那根绳子的存在。

在精神分析训练中，我学会了如何避免与来访进行眼神交流，因为在精神分析的设置中，我被训练坐在来访背后，这样一来，一旦失去了眼神交流，他就可以更好地与自己的内心世界联系。在家庭治疗中，我学会了注意到每个家庭成员的视觉表达，并捕捉各种微妙的差异。我们都知道微笑是一种欢迎和加入的方式。从临床经验中，我们知道与来访长时间地保持视线接触可能会成为问题。事实上，这可能具有催眠的力量，即使他不想要，甚至当他试图避免时，无论如何都会在治疗师身上引发强烈的诱导，这种情况在个人或家庭治疗中都可能发生。我经常听到治疗师说："那位母亲一直在说话，我不知道该怎么打断她。"我会明智地建议："如果你一直盯着她的眼睛，她永远不会停下来，因为你在诱导她继续说话。试着把目光从她身上移开，看看你的鞋，或者看看你手里的东西。保持沉默，你会发现她很快就会停下来。"

这些经历让我意识到凝视的力量。在许多治疗情况下，直视某人的脸或眼睛是非常有用的，如当我们引导自己的目光时，或者当我们觉得需要用目光欢迎另一个人的时候，无论他是儿童、青少年还是成人。在这两种情况下，它都是一种建立联盟和理解特定情绪的非言语交流方式。这与被迫跟随家庭成员或个别来访的目光的情况非常不同，后者会转化为一种控制形式，使治疗师无法行动。惠特克在手中拿着一根绳子，而我自己则是一个不熟悉船的人，但我对掌握灵活物体有很强的兴趣。物体形状的可变性本身就可以象征着变化，或者有一种假设和隐喻的价值。它可以是不同的颜色、一条可以改变形状的小蛇，或者拼在一起的乐高积木，甚至是一个可以在特定情境下发出声音或噪声的装置。即使是一个磁性的可以放置在对方顶部的基座，或者一个设计有大大"**不**"字按钮的装置，按的时候可以听到"**不**"的音调，这些都可能是对抗行为的增强手段。例如，俄罗斯套娃可用于寻找身份或探索深藏的真相。**魔杖**则是另一个非常有用的工具，它可以具体表达个人梦想或对家庭进行改造的愿望。

这些物品都有着不同的功能。首先，它们允许治疗师偶尔将注意力从治疗过程中移开，优先倾听人们所说的话或**倾听内心**，以促进自我反思或与内在督导进行简短对话。这些物品也能引发好奇心，有时可作为治疗师与正在建立联盟的儿童或青少年之间隐含共谋的传递形式，甚至可以是一种温和的方式，要求某人停止说话，保持沉默，专注于物体，以便让其他人参与。这些物品可能具有隐喻的价值，例如，当一个孩子被给予一根魔杖，并被问及他想在家里做出什么改变时，他可能会宣称："魔法是存在的！"在这个意义上，类似的表演技巧也存在于斯坦尼斯拉夫斯基方法中，用于培养演员的自我探索能力（Stanislavsk, 1984）。他认为，演员必须有一个关注点，这不仅有助于他留在现场，而且还可以将他的注意力从观众、摄像机或工作人员身上移开。这种注意力可以通过使用房间里的物品来创造。

在治疗室内交换椅子和位置是另一种自我观察的方式。令人惊奇的是，即使是微小的变化，如移动到另一个椅子，也能赋予治疗师权力，并允许他调整自己的精神状态。有时，治疗师会交换位置，坐在痛苦的人或家庭中存在问题的人的椅子上，以体验那种痛苦，或者领会当某人被描述为家庭问题时的内心感受。如果治疗师有两把椅子，一把代表他女性的一面，另一把代表他男性的一面，他可以交换椅子，以获得不同性别观点，从而激活不同的倾听方式。就我个人而言，当我在意大利时，曾在学院的一个房间里进行过私人治疗，那里有一面单面镜，可以从治疗室移动到观察室。有时，当我与一对非常敌对的夫妇的交谈面临困难时，我会停止言语交流，并通过单面镜传达我想要从背后观察他们，以便以不同的角度审视他们的关系的信息。我的直觉认为，采取更广泛的距离并从他们的视野中消失一段时间，将使我有可能转移注意力，并可能发现他们关系的积极方面。有时，我甚至会尝试偶尔将自己从治疗师的角色转变为来访的督导师。我会邀请这对夫妇继续他们的对话，而我可以从单面镜后面给其中一方或另一方打电话来引导他们，以便发现他们关系的其他方面。

在治疗过程中，治疗师在治疗室内走动也是很有用的，这让他能够改变对情况的看法，倾听自己和他人的意见。这产生了连锁反应，让家庭成员有更多机会相互倾听。对于与儿童家庭工作的治疗师来说，四处走动是很自然的，同时，对于与成人进行个人治疗的治疗师来说，可能会更具挑战性，因为困在椅子上一个小时并保持注意力不变的可能性更高。在这种情况下，当你想将注意力从来访身上转移，并与内在督导保持联系时，拥有一个可以集中注意力的物品是非常有用的。在其他情况下，治疗师可能更接近来访，以便观察家庭图谱或重要照片，从而扩大对家庭活动的认识。最后，治疗师可以要求来访根据自己的特定情绪建造一个雕塑，无论是愤怒、恐惧、绝望还是悲伤，通过非言语表达来适应来访更真实的感受。

8. 从职业困境到发现个人资源

在罗马的实习

1981年夏天，我开启了职业生涯中最重要的经历。在过去的40年里，我与来自世界各地的大约1 000名治疗师相遇，我们每年进行一次集中上课，这个课程被称为**跟毛里齐奥·安多尔菲一起的罗马实习**。实习的目标是解决参与者的专业难题。这项活动是专为一个12～15人的小团体而设的，定期进行，一直延续至今。它最初是为讲英语的治疗师设计的，但在最近几年，已经扩展到包括讲法语、西班牙语、巴西葡萄牙语等多种语言的治疗师。这一扩展是我在世界各地旅行、组织研讨会和进行咨询时，与生活在地理、文化和语言上极不相同的国家的家庭互动的结果。当我在许多治疗师的原籍国举办研讨会或现场咨询后，他们来罗马实习的动机往往会增强。无论是对家庭还是对现场的治疗师，我的直接观察、家庭临床工作和这些会议的积极成果都激发了一种动力，促使许多同事为了来到罗马而踏上漫长而昂贵的旅程。有趣的是，在这些临床咨询中，注意力主要集中在家庭和治疗师介绍的病例上，很少涉及个人体验或职业困境。实际上，许多治疗师来罗马实习的首要动机是带着家人来咨询。他们参与的体验是如此强烈，以至于他们觉得可以对自己的专业身份提出新的问题，修正他们在治疗关系中运用自己的方式。他们想要学习如何更好地运用专业技能，并适应他们的个人敏感性和存在的生活经验，克服面临的困境。对于其他人来说，来到罗马的动力仅仅是因为他们观察了这些咨询，与在场的治疗师产生了共鸣，并见证了家庭和治疗师所经历的深刻变化。他们很高兴有这个机会在罗马丰富他们的专业知识。

　　培训过程与治疗过程是并行的。在治疗中，家庭资源是从一个人的问题开始的。在培训中，面对单个治疗师呈现的工作，以包容、反思和体验的形式引出团体资源。在国际实践中，有一个影响深远的因素。来自世界各地的治疗师分享他们专业和生活经验中最亲密、最深刻和最重要的方面，提供了多元文化的观点，为我们的理解增添了许多色彩和洞见。对于治疗师来说，有机会展示他们自己的治疗困难和僵局，通过家谱图描述他们的发展史，并制作他们自己的家庭雕塑，以一种非常真实的方式戏剧化地呈现悲伤和丧失的事件，是一个非凡的和革命性的经历。这段经历将在他们的记忆中留下终生的印记。值得注意的是，分享者在种族、文化、语言和宗教方面存在差异。他们远道而来，穿越遥远的国度，聚集在意大利这个对他们而言陌生的、有着与他们迥异的语言和习惯的国家。仅仅是他们**彼此陌生**这一事实，就代表了一个非凡的因素，能发现人类的普遍价值，以及人们在亲密和透明的背景下相互照顾的必要性。多年来，我听到许多治疗师说他们在"与安多尔菲的经历"后发生了多大的变化。他们往往低估了这种经历的重大转变方面，即多元文化群体的**神奇存在**，而我的工作主要是推动这种力量的发生。以下事实证明了这一点：许多参加实习的治疗师与生活在世界另一端的同事建立了牢固而长久的专业和个人联系，热衷于回忆在罗马的共同经历。

正如我们即将看到的，这项针对职业困境的工作的主要目标是寻求个人和专业维度之间的动态平衡，从而获得内心的和谐和治疗的宁静。团体是一种深刻的、变革性体验的情感和反思容器。通过这项工作，治疗师能够进入自己的家族史中最重要和最亲密的部分。重现仍然痛苦的、未愈合的家庭创伤，象征性地退回到婴儿阶段或重新体验青春期的可怕节点，勇于揭示自己内心和关系世界中亲密和关键方面，这些都成为个人和职业转变的组成部分。

多年来，个体展现的方式发生了变化。从历史上看，它始于对治疗师自己反复出现的职业僵局的描述。后来我们发现，可以从治疗师的家谱图或临床病例的间接督导开始说明治疗师自己的治疗困难。事实上，可以从专业方面入手，找到与个人层面的联系和交织点；反之亦然。毫无疑问，无论起点如何，这种经历对个人或整个团体都具有巨大的治疗价值。它不是严格意义上的治疗，因为这种体验的最终目标是有利于治疗师自己的治疗身份和使命的重大转变，帮助他摆脱任何专业面具，并充分欣赏治疗过程中的人性、真实性和创造性等价值。如果这也能让治疗师在个人和家庭层面上改变自己，那就更具有价值了，而这总是会发生。我们必须澄清，这些课程是针对成熟的专业人士（平均年龄为 40 ～ 45 岁）的，他们具有丰富的临床经验，承担相关的机构或学术责任，并且在该领域和生活中获得了巨大的心理韧性。这些因素有利于在实习中进行自我暴露，以及面对**回家**的痛苦经历时展示的情感力量。这两点上，成熟的专业人士要远高于还在接受培训的或年轻得多的治疗师。总之，考虑到在他们自己的国家，他们常常在照顾他人，这代表了一个非常罕见和特殊的体验，让经验丰富的治疗师也得到照顾。

职业困境：六个阶段的旅程

在本节中，我们将描述一个由六个不同的渐进阶段组成的干预模式。第一阶段是**呈现**（presentation，P，指呈报者），从描述治疗困境或家谱图的一些重要元素开始。第二阶段是**寻找联系**，与第一阶段密切相关，旨在促进对个人和专业方面的联系或困惑进行初步反思。在这两个初始阶段，P和我之间产生了一种非常强烈和直接的关系，我们物理距离上的接近也有利于与他的内在世界和关系世界深度共振。第三阶段对应**小组激活**。引导小组使用雕塑、角色扮演和戏剧化来突出和放大P的脆弱或困惑，允许痛苦的记忆和生活经历被放在场景中。第四个阶段是**反思**，小组有机会对他们的共同经历进行口头反思。这个阶段允许解放眼泪和释放紧张，是将自己从一直以来被压抑的情感指控中解放出来的过程。第五个阶段是**疗愈**，从小组成员到P，是一种非言语的情感恢复。这些身体接触和肢体语言的表达，具有治疗和愈合的作用。最后第六个阶段以**处方**结束，其中通常包括创造性或奇异的想法，或不同种类的仪式，以促进与家人的和解。处方的目的是在实习结束后很长一段时间内保持P的个人和职业转变的过程。P有1.5～2小时的个人工作时间，每个参与者都应该在实习期间呈现。因此，在课程结束时，小组的每个成员都通过自己的呈现直接参与，同时也被其他参与者的呈现所激活。

尽管我花了几十年的时间从事这项工作，但除了我的一本书（Andolfi，2017）中的一个简短章节和哈伯在1990年和1994年撰写的两篇有趣的文章外，没有任何有意义的文献。哈伯自1981年参加第一期实习项目以来，一直积极参与国际专业系统的发展，该专业系统自从第一期实习项目成立以来一直是非常活跃和丰富的。关于这个主题的科学论文不多，但我们可以肯定的是，这种培训模式已经被世界各地的专业学校、大学项目中的许多治疗师接受并适应，并且是学院治疗师个人培养的基础。

哈伯为治疗师的培训过程制定了一条路径，他称之为"**从困境到能力**"（Haber，1990）。哈伯通过这种巧妙的文字游戏，强调了治疗师通过探索不同的方式来揭示自己如何从僵局走向胜任。事实上，除了高尔夫球这项运动中的"困境（handicap）"一词有适当的含义外，在医学和心理学领域，"困境"这个标签长期以来一直被"残疾（disability）"一词所取代，后来被修正为"不同能力（differently-able）"一词，以突出在任何逆境、身体或心理限制条件下存在的动力和积极方面。对于许多治疗师所经历的重复和令人不安的困境，我们一直在寻找将限制转化为资源的**其他能力**。然而，多年来，我们一直保留"职业困境（professional handicap）"一词，主要是因为它是最初使用的术语，并已成为世界各地治疗术语的一部分。对于他们所有人来说，它代表了一种**神奇的公式**，可以具体地探索他们自己新的和令人兴奋的维度，以改变他们自己的治疗师角色。用哈伯的话来说"将角色和自我匹配并结合起来"。

展示和寻求联结

如果在过去的40年里，我们收集所有由成熟的治疗师提出的问题，作为他们治疗困境的原因，就可以出版一本关于那些助人者的脆弱性和局限性的词典。在实习项目的呈现中，治疗师极少会说在他们的成长过程中家庭给予了他们很好的照顾，并在他们生活中的困难时期能够指望家庭给出**安全指南**。总之，他们有一个不那么好的依恋关系。我们可能需要从这个前提开始，才能理解治疗师的职业选择始于一个非常遥远的过去，试图修复旧的空白，使他们能够平静地面对来自原生家庭的痛苦、剥夺、角色颠倒、丧失和虐待。一个有趣的事实是，大多数治疗师在自己的成长过程中遭受了一系列的逆境，这使他们发展出了良好的心理韧性。这反过来又使他们能够在治疗中共情许多家庭的痛苦和困难，并照顾他们。因为在某种程度上，这反映了他们自己的痛苦和困难。我们甚至可以想象，如果治疗师拥有健康的家庭关系，没有敌意和矛盾的心理，他们的职业生涯可能会有不同的方向。如果是这样的话，他们可能会挣扎，难以忍受他们的来访每天出现明显的个人和关系上的精神病学症状。在研究家庭治疗运动的创始人及受训中的学生的生活史时，能很明显地发现，那些从事助人职业的人，一直是自己的家庭中的"病人本人"和"失败的治疗师"。正如荣格（Jung）所说："只有受伤的治疗者才能治愈！"

　　在开始列出治疗师在实习中描述的困境之前，我想感谢许多专业人士巨大的勇气和开放性。他们决定长途旅行，在安全和非评判的环境中，在没有防御或专业面具的情况下，暴露自己的局限性和脆弱性。数百名专业人员在实习期间报告的经常遇到的困难和经历的专业难题清单太多了。我们仅列出几个已经描述过的：

　　　　"我不知道如何与家庭中存在暴力行为的人开展工作……在咨询中，我倾向于格外保护那些受父母虐待的孩子们……我对母亲的抑郁症产生的影响十分敏感，束手无策……我不知道如何让漠不关心的爸爸们参与治疗……我不知道如何共情有暴力倾向的丈夫……我不知道如何让年幼的孩子参与治疗……我很难对一个突然失去亲人的人产生深层次的共鸣……我有保护青少年免受专制父亲伤害的倾向……我不知道如何应对众多年轻人自杀的风险。"

治疗师可能会被诱发出各种障碍或感到极度不适，这源自求助者所带来的特定的家庭冲突、功能失调、道德上不可接受的行为、某些生活逆境或死亡风险。由于个性、脆弱性或特定特质的某些方面，治疗师的个人局限性也可能导致僵局，如下所述：

"在治疗过程中，我往往进展过快，未能跟随家庭的步调……我无法应对来访带来的强烈情绪……对于那些非常贫困、缺乏语言或认知能力的家庭，我不知所措……我害怕遭到家庭的拒绝，因此必须格外努力……我害怕如果公开表达对导致他们来治疗的问题的看法，他们就不会再来了……我担心我无法应对或接住对突然失去亲人的绝望……当我感觉受到攻击或触发内疚情绪时，我往往会把自己锁起来。"

通过多年来的经验，我逐渐意识到，治疗师提出自身的职业困境，可以解决他们自己的家庭中仍然存在的问题，也许暗含着与过去和解的希望，并且给个人生活带来转机。实际上，人们很容易注意到治疗的困难与治疗师的家庭问题之间直接的和互为镜像的关系。随着时间的推移，这一认识使我为实习参与者提供第二种可能，即直接针对**治疗师的自我**进行工作。从探索反映治疗师家庭生命周期中最重要事件的家谱图开始，然后将这些放在场景中，就有可能找到其与治疗中P的脆弱领域的联系。在这两种情况下，无论是从职业困境还是从家谱图开始，与P建立开放和真实的对话至关重要。问题和相应答案的质量和透明度为P在相对较短的时间内分享非常隐私和个人的议题铺平了道路。这有助于建立起对未来阶段至关重要的基本信任，而这正是P期望但却无法预测的。在这第一阶段，小组的主动沉默代表了一种经验的框架，这种经验对所有参与者来说都是非常具有变革性的。

如同在治疗中一样，实习项目聚焦于寻求连接，是将治疗师的专业困难与个人发展阶段和不利的家庭生活事件联系起来的最有效策略。对许多职业困境的描述很容易导致对家庭事件、关系功能障碍、丧失和逆境，以及建立治疗身份的脆弱性的搜寻。在某些情况下，甚至在这个早期阶段，已经有可能探索和发现情感关系，这些关系要么是沉默的，要么被家庭脚本中更强大和更占主导地位的纽带所掩盖。从这个意义上说，家谱图是一张非凡的地图，它可以改变方向，找到在此之前被认为是封闭或禁止的新道路。通过这样做，P将能够进入他们自己的成长经历中不太为人所知的领域，从而改变他们对内心世界和关系世界的感知。

例如，我们可以回想一下约翰（在第4章中描述过），他对他的家庭中加拿大一方有强烈的认同（好的分支），以及他对家庭中爱尔兰一方的排斥和拒绝（坏的分支）。通过这种描述，一起探索他原生家庭的其他方面是有用的，以便摆脱家庭神话。这一家庭神话将外祖父**完全**描述为一个暴力的男人，而把家庭中的女人（祖母、母亲和姐妹）**完全**描述为抑郁的人，并使人与之保持距离。在其他情况下，这种联系很容易被识别，因为P已经意识到了它们。不幸的是，仅仅意识到一些事情并在头脑层面对此保持清晰并不总是有助于产生变化。自我欺骗的相关研究表明，一个人可能多年来都能意识到和目睹消极或破坏性的现实，却无法做出任何有建设性的改变。在精神分析中，

洞察力是迈向自我意识的关键一步。然而，我们认为行动才是获取知识的主要途径，而单纯的洞察力并不足以带来改变（Stern，2004）。事实上，反思也可以从认知过程转化为实际行动（Shon，1983）。一旦这些联系在心理层面上个性化，就可以放在具体场景中，通过身体和感觉来体验，并赋予它们形式和色彩，这时转变就发生了。

　　在乔治亚（见第4章）的例子中，她恰当地描述了自己在职业上的困难。她发现自己很难保持冷静和从容的步调，"总是感到匆忙"，无法在治疗中遵守来访家庭的时间安排。她毫不犹豫地将这个问题与自己的成长经历联系起来，坚定地说："我的生活一直都很忙碌，甚至我女儿基娅拉的出生也是匆匆忙忙的。"这为探索她家族中的加速问题做好了铺垫，探索时将家谱图作为指南来追溯问题的根源："你家里谁总是在急着向前？这种速度的问题更多来自母亲家族还是父亲家族？"这些是我向乔治亚提出的一些问题，她指出她的母亲和母亲家族是匆忙主要的来源。她记得，从小她母亲就一直在不停地忙碌，她和她的弟弟达里奥就像两个旋转的陀螺。这种匆忙在她的家庭中引发了许多痛苦的问题，至今尚未探索的她外祖父多米尼克自杀的创伤，以及家中的第一胎姐姐罗伯塔因缺氧在出生后几天的突然死亡。对失去这个女儿的哀悼一直没有完成，因为她母亲不愿遗忘有关罗伯塔的记忆，而乔治亚的个性也受到了这种模模糊糊的伤痛的影响。当被问及一个突如其来的问题"你爸爸是谁"时，乔治亚突然哭了起来。让罗伯塔永远活着的家庭剧本不允许乔治亚减缓脚步，享受其他重要的关系，比如与她的父亲的关系。父亲在她生女儿时因心脏病去世，她的孩子们还没有来得及认识他。乔治亚最终能够意识到母性神话是如何掩盖她与父亲的关系，以及她对父亲去世的悲痛。通过我们的对话，她开始认识到这种情感空缺。现在，场地已经准备就绪，我们可以进入下一个阶段，在那里行动可以取代言语。在这个初步阶段，小组成员在沉默中参与，但在情感上很投入。在这一点上，他们被邀请积极融入乔治亚的家庭世界，以认同她生命中的人，让乔治亚象征性地重温她生活中的问题节点，并与过去和解。

在另一个例子中，20年前，维拉喉咙里出现了一个肿块，她无法摆脱它，她表示这种情况与她是麻风病患者的女儿直接相关（见第4章）。维拉的故事从她的家谱图开始。当我问她关于她家中最重要事件的第一个问题时，我们立即想到了她父亲患麻风病，以及20年前去世的事情。"我是一个麻风病病人的女儿！"维拉直截了当地说道。这句话体现了她所有的自尊，她面对艰难的家庭生活和社会环境，成功地成长为一个女人、一个母亲和一个治疗师。与此同时，同一句话也表达了她在面对明显的社会污名时的脆弱性，维拉将其描述为"无法摆脱的"，这种污名代代相传，以至于她说："甚至我的女儿也成了麻风病患者的后代。"

事实上，麻风病是人类历史上最古老的疾病之一，但今天这种疾病在世界大部分地区几乎已经消失，而且其治愈可能性比过去更大，但在巴西、印度和印度尼西亚这三个地区仍然活跃。汉森病，俗称麻风病，在公众舆论中有很强的耻辱感，被广泛认为是一种社会祸害，需要与之保持距离。这不仅使麻风病患者或曾经患有麻风病的人被边缘化，而且使他们的大家庭被边缘化。社会偏见对维拉的家庭生活和治疗工作的影响程度在她的描述里从一开始就很明显，在参与小组的过程中也同样是。她喉咙里的肿块反映了她因**社会偏见的束缚**而窒息的感觉。她喉咙里的肿块不仅是外部的，而且随着时间的推移，已经被维拉内化了。在这个小组的帮助下，维拉通过类似于希腊悲剧的行动象征性地与偏见作斗争，她能够完全摆脱喉咙里的肿块（如第4章所述）。一旦这种偏见被抛弃，维拉就能够进入到真正的变革旅程，进入到实在的可能性中**再次见到她死去的父亲**，用感情抚摸他，表达她对他全部的爱。这样，她就能够与自己和外部世界和解。

小　组　激　活

把家庭剧放在场景里

我们现在反思一下将创伤性事件的记忆放在场景中的变革效果。首先，可以在小组中概述还未愈合的个人伤口，并使用清洁伤口的比喻。然后，清除伤口中的脏东西，这可能是更加痛苦的。最后，缝合。理查德·莫利卡（Richard Mollica）在一本关于创伤的书中用**看不见的伤口**来表达类似的想法。莫利卡认为，对创伤史的叙述和分享，对曾经经历过的丧失感、耻辱感、屈辱感的重视，以及集体的倾听，都会增加资源，赋予生活新的意义。莫利卡说这是一个在暴力世界中充满希望和治愈的故事（Mollica，2006）。正如维克托·弗兰克尔作为大屠杀幸存者（Victor Frankl，1946）的经历所证明的那样，我们必须有勇气超越创伤理论及其精神病学程序，并给予痛苦以意义，这种意义改变人性，并成为人性的基础。

把苦难的条件放在场景中，为个人叙述增加了一个新的基本元素，因为它把焦点从语言渠道转移到身体语言和集体行动。例如，对乔治亚姐姐去世、维拉父亲患有麻风病而遭受的社会偏见、约翰分裂身份的戏剧化塑造，不仅对P，而且对参与戏剧的代表一个或其他家庭成员的整个小组都有革命性的影响。通过这种方式，我们超越了个人的故事，进入到一个更亲密和深刻的群体维度，参与者的思想和身体在一个共同的空间相遇。亚隆在1980年很好地描述了群体在行动中所提供的令人难以置信的希望、利他主义和宣泄的潜力。世界上最著名的心理创伤研究者之一范德科尔克（Van der Kolk）概述了社会支持的重要性，他于2014年指出，一个人与他人（从家庭到更广泛的社会系统）相处时感到安全的能力是一个人心理健康的最重要方面。

角色扮演：行动与言语的相遇

角色扮演在系统治疗师的培训中有着悠久的传统，是一种强有力的学习工具。这是一种有趣且具有代表性的技巧，它使用语言和行动来帮助家庭成员表达愿望、需要、恐惧和痛苦的经历，并提炼出他们反复出现的互动模式。第一个家庭角色扮演是在20世纪50年代末由贝特森、杰克逊、海利和威克兰德在加州帕洛阿尔托的心智研究所完成的（Andolfi，2017）。他们发现，扮演家庭成员的角色会引发强烈的情感投入，与被代表的人的行为和感受产生共鸣。

在解决职业困境的工作中，角色扮演被认为是一种极为有效的方法，可以将不同形式的治疗僵局置入具体场景之中。一个家庭、一对夫妇甚至是一个人的小故事都可以在其中被创建出来。接下来，不同的角色（如父亲、母亲、儿子等）被分配给小组的各个成员，还要再选择其中一位成员充当治疗师的角色。角色扮演有助于勾勒、放大或修改P所面临的困难，或者聚焦于功能失调的互动模式，这些模式可能会激发治疗师的防御或被动反应。正如在后文将要详细介绍的，通过不同的且富有创意的角色扮演，可以建立一个共同的目标，让小组成员能够站在所扮演角色的立场上，表达他们的情绪。然后P就能观察到同事对他的家庭成员的认同过程，这揭示了与他的个人世界和关系世界有关的方面。

从瘫痪到飞翔的感觉

一位参与过职业困境实践培训的治疗师琳达，多年后描述了她之前在处理男性对伴侣的愤怒和攻击方面所遇到的困难，以及这些情况如何在治疗中让她陷入瘫痪：

"每当这位来访者在治疗里暴发，在他13岁的女儿面前表达对前妻的愤怒时，我都会感到失落和无措。来访者激动地在房间里走来走去，尖叫着，责备前妻离婚的决定，并认为她对他不忠，将他的生活毁了。他的女儿双手抱头，沉默不语。我感到头痛难忍，想要保护那个看起来很伤心的女孩。我清楚地认识到，来访者的愤怒反映了我自己孩提时代目睹父亲对母亲发泄同样愤怒的痛苦经历。我回忆起小时候带着弟弟们跑到浴室，锁上门，直到父亲平静下来。

毛里齐奥的干预采用了多次重演治疗场景的方法。一些同事自愿扮演前夫、前妻和小女孩的角色，还有一个人扮演了我作为治疗师的角色。重演的目的是再次创造一个类似的背景，帮助我走出情感困境。演员们开始模拟愤怒的场景，给他们扮演的人物赋予语言和情感。这个过程重复了多次，每次都遵循相同的脚本，以放大微小差异。然后，我被要求扮演来访者的角色，并继续角色扮演。坐在男人的椅子上，模仿他的声音，代表他的身体，**我从内心感受到愤怒**。接着，当我坐在前妻的椅子上时，我的感受更换成了前妻的感受。最后，我回到治疗师的位置，继续与家人对话。在模拟治疗结束时，毛里齐奥向我解释说，我将妻子和女儿称为受害者，无意中激增了男人的愤怒。在深入反思这一过程时，我意识到这种角色扮演让我能够从一个位置移动到另一个位置，并重新组织我的想法。我明白自己必须承担起对那个男人的责任，而不仅仅是将自己限制在保护女儿和同情母亲的角色中。

我还回忆起这种不寻常的角色扮演所带来的一些长期影响。在这种角色扮演中，我有可能从一把椅子移到另一把椅子，去展现每个人的感受。经历了罗马的这段经历之后，再次与这个家庭见面时，我感到作为一个人的我或治疗师的我都发生了变化。对来访家庭中的三个人来说，我变得更加安全、更容易接近。我能够与那个愤怒背后的男人建立联系，感受到他对婚姻深深的失落和遗憾，以及由于无法维持家庭而感到的失败。此外，我给了妻子表达自己愤怒和悔恨的空间，使她能够摆脱受害者的角色。女儿也显得不那么悲伤，因为她在关系中不再感到被三角化，也不再像过去那样必须决定站在哪一边。现在，她拥有了独立的声音来表达自己的感受。对我而言，扮演不同角色是一种强烈的体验。我必须从一个位置移动到另一个位置，充分把握每个人的情绪。这让作为治疗师的我感到更加轻松。就像在**飞翔**一样，一旦我能够在个人的家庭经历和作为治疗师的经历之间定义一个更清晰的界限，我就能够从一个更高的位置观察问题。"

爱尔兰牧羊犬

另一位主要从事伴侣治疗的治疗师描述了他反复出现的困难，即感觉需要不断接近和后退。"在治疗期间如果我接近这对伴侣的其中一方，很快我就必须后退，把另一方容纳进来，有点像牧羊犬。"这是他多年后提供的对实习经历的回忆：

"我记得毛里齐奥建议我模拟一次伴侣治疗，因为我主要是与处于危机中的伴侣一起工作。我被要求扮演治疗师，小组的两个同事扮演这对伴侣的角色。当我在治疗时，另外两名同事在我不知情的情况下被指示站在我身后，他们的任务是将我的身体和面部注视的位置转移到与我讲话相反的方向。当我要接近伴侣中的一人时，他们就会这样做，把我搬回来，让我从另一边去看。我还记得，当毛里齐奥请这两位回到单面镜后面，并鼓励我自己继续治疗时，我的身体回到了自己的重心上，感受到了解放和强烈的放松感。在角色扮演结束时，毛里齐奥建议我问问在角色扮演中扮演这对伴侣的同事，他们是否觉得我对他们每个人都同样感兴趣和有联结。令我非常惊讶和满意的是，他们两人都说觉得我很热情，很有同情心，并补充说，如果他们是真实的伴侣，他们会信任这样一位热情的治疗师。从那次经历开始，我学会了在每次会谈结束时定期询问来访者的反馈，这无疑提高了我治疗工作的质量。"

告诉母亲你在青少年时期想对她说的话

对于许多治疗师来说，他们经常报告说，他们没有感受到父母的爱或照顾，要么因为父母太忙碌，要么因为父母不成熟或虐待。他们报告说，他们遭受了很大的痛苦，不仅因为没有得到他们需要的照顾，更重要的是，他们多年来一直隐藏着自己的真实需求。在有关成长的叙述中，他们一直缺失的关怀依然烙印在他们的身上。实习提供了一个特殊的场合，在那里他们可以找到一个象征性的空间，与过去和解。一种重新连接已被切断但仍然痛苦的纽带的深刻方法是，用两把背靠背放置的椅子将其戏剧化。让我们用一个例子来解释这个概念。

莉娜说，她小时候觉得自己像灰姑娘，因为母亲的爱都是给哥哥的，她非常痛苦。因为她的骄傲，她从来没有表达过在那种情况下她有多难过。她说，她已经做了一切她可以做的家务，但没有人注意到或赞赏她的努力，照顾她的需要。描述完问题后，两把椅子背靠背地放在房间中央。我让莉娜在小组中选择一位同事代表她的母亲，并邀请其坐在其中一把椅子上，而她坐在另一把椅子上。椅子非常靠近彼此，但在一个足够大的距离，以避免任何身体接触。背靠背、肩靠肩的姿势不允许眼神接触，并有利于倾听。这样做的目的不是鼓励对话，而是让莉娜鼓起勇气告诉**她的母亲**（由她的同事扮演），作为一个青春期的女儿想对母亲说的话，因为她以前从来没有能够这样做。

改变的力量是令人难以置信的，尤其是在那些象征性的体验中。他们有力量能够在一种非常亲密的、近乎宗教的氛围中，重新定义过去的关系。在这种氛围中，每个人似乎都成为和解仪式的一部分，这与莉娜有关，也更广泛地涉及了整个小组。莉娜目视前方，话语充满力量，表达了内心深深的痛苦。那些话语表达了她对从未得到过的爱和关注的衷心需求。莉娜的讲话从低语开始，中间夹杂着长时间的沉默，有时还伴随着泪水，来传达着她内心的强烈状态。她的演讲时断时续，似乎停止了，但是随后又以不同的语调重新开始，仿佛她几乎打断了自己。她对**代理母亲**没有敌意，但接受了一个事实：她永远不能在此刻得到那些她在过去没有得到的东西。事实上，她的母亲年事已高，并且重病缠身。在这戏剧性的结尾中，莉娜显得疲惫不堪，但在随后的反思中，她感受到了一种巨大的解放，从多年来一直压在她肩上的重担中释放出来。与此同时，她的**代理母亲**默默地承受着女儿的情感负担，分享了她坐在莉娜母亲的椅子上，倾听女儿发自内心的请求时所体验到的情感。

上述的经验可以象征性地应用于针对任何已经被**切断**且需要修复的家庭关系工作中。如果治疗师作为一个成熟的成人，有勇气以清晰且真实的方式表达他在年轻时渴望得到的关怀和爱意，那么，在一个安全的环境中背靠背摆放两把椅子，在一个好的引导下，可以帮助治疗师与自己的过去和解。此外，他还需要有优雅的态度，不尖酸刻薄，接受他没有得到的东西，并就此放手。弗拉莫在这方面的工作非常感人。他指出，成年子女必须有能力在父母去世之前原谅他们，并在为时已晚之前与过去和解（Framo，1992）。这可能是有利的。但我们发现，在父母去世后，至少在象征性的层面上，这种和解过程仍然可以发生，我们将在即将到来的处方阶段讨论这个问题。

反思阶段和疗愈过程

我决定将这两个阶段放在一起描述，因为它们是相辅相成的。小组激活阶段注重行动、身体和动作语言。在小组激活阶段之后，反思阶段为语言提供了空间。反思由 P 开始，参与家庭雕塑和其他戏剧表演的所有其他成员在随后提供反馈。最后，没有直接参与行动，但可能对所发生的事情有更客观或更超脱视角的小组成员提供他们的反馈。即使这些观察者与核心体验无关，他们也经常报告说，他们目睹现场的强烈体验暗中触发了他们自己的问题。

在暴露了自己人生中的各种隐私之后，P 现在有可能讨论他最近的经历，并反思在小组激活期间在他的内部和周围发生的所有事情。他可能会发现他的家庭动力的某些方面得到了确认，但也可能出现新的和意想不到的觉察。通常在这个阶段，P 的紧张情绪会增加，随后缓解，有时会伴随着眼泪或面部表情的变化，以及普遍的疲惫感。小组成员代表了他更亲密的家庭世界，来自他们的反馈丰富了 P 的个人反思。令人惊讶的是，P 经常报告，他的家庭成员的扮演者的情感反应，在很大程度上反映了他自己的家庭成员及他们之间关系的动力。"太不可思议了，你和我的家人一模一样！"这是一种常见的表达方式，也是唤起象征性体验的力量的证明，这种象征性体验有时类似于投射测验。

在小组激活阶段唤起的强烈情感需要一定的距离感和整体的放松，小组需要像**祖母**深情地照顾自己的孩子一样。我们现在踏入一个被描述为**疗愈**的过程，它允许伤口得以愈合，与自我和谐相处。每个人都被要求"走出他们所扮演的角色"，回归到真实的自我。随后，小组的每个成员都可以一个接一个地靠近 P，通过非言语的方式表达对那个以第一人称展示自己、以巨大的勇气揭示亲密方面的人的感激和团结。

通常，心理治疗倾向于将身体和心灵划分开，并认为身体接触可能违反治疗师和来访之间的边界（Gutheil & Brodsky，2008）。相反，我们的思想学派一直认为身体接触是建构治疗联盟的基本要素，也是训练的重要组成部分（Andolfi，2017）。在治疗过程中，我们非常看重通过身体接触进行治疗的价值，这可以通过各种行为、爱抚、亲吻、舞蹈动作，或者对允许每个人一起移动的空间的积极利用来表达。我们相信 P 对关爱的渴望，他喜欢退行，回到儿童或青少年阶段。这一假设得到了以下事实的证实，即关于丧失的塑造和戏剧化是围绕 P 从青年时期选择的时间点而建立的，这使得 P 象征性地回到他还是个孩子的时候，并且小组充当着关爱 P 的良好母亲。小组成员可以将 P 抱在膝盖上，用感情抚慰他几秒钟，就像对待一个小孩子一样，有时甚至唱起摇篮曲。这种象征性的奉献给了 P 一个机会去享受这个神奇的退行时刻。从外部观察来看，这种情感恢复可能显得肤浅和重复，因为所有参与者轮流提供他们的关怀。相反，这些情感的表达仍然深深地印在每个人的记忆中，成为一种非凡而真实的经历。在成人治疗师的实际生活和职业活动中，同时从12个人那里获得情感表达的体验是不可思议的。这些人在非常亲密的环境中相互接近，但他们不是家庭成员。为了证实刚才所说的，一位15年前来到罗马的治疗师以这种方式报告了疗愈阶段的一些方面：

　　"当时的氛围非常亲密，让我能够比平时更加敞开心扉。我刚刚展示了代表我家庭的雕塑，重点是父亲所经历的严重疾病。在疗愈阶段，我选择了代表我父亲的人，把他的手放在我的心上。即使很多年后，我重温那段经历，仍然感到非常治愈和亲密。通过他扮演我的父亲，我感到与那个人有着深刻的联结。尽管父亲几年前去世了，但我仍然对这位同事的真挚扮演怀有强烈的感情，我希望在像当时一样的亲密氛围中再次见到他。我认为，那次经历已经创造了一种相互的爱。"

处　方

　　从我职业生涯的一开始，我就大量使用以行动、隐喻性物件和家庭仪式为基础的处方。多年来，这种处方模式不断变化，已经从修正功能失调行为或打破僵局的有效技术（如为厌食症患者开出矛盾处方）转变为加强进化性的变革，以及深化个人和关系转变的卓越工具。在医生或精神病学家的临床实践中，使用处方笺和选择最佳药物来治疗患者是非常常规的做法。就我个人而言，作为一名精神科医生，我做出了一个激进的选择，即不开具与我的强烈想法和信念相一致的药物，而是从我所治疗的人身上寻找资源，这与布莱泽的观点（Blazer，2005）不谋而合。他说："精神病学找到了大脑，却失去了拥有自己家庭和社区的人。"尽管我认为药物治疗在某些情况下是有用的，但我更愿意与我信任的精神科医生合作，把这项工作交给他们，而不是自己开药。我觉得这是必需的，这样才能避免在我治疗的家庭中混淆医生和心理治疗师的角色。因此，我发现自己有很多写着我的名字和专业职称的处方笺完全没用过。这让我对处方笺有了一种不恰当但却非常有效的使用。我没有写推荐药物的名称和剂量，而是用它来开另一种**药物**。例如，我给一位非常爱儿子但无法陪伴儿子的父亲开了处方，让他**每天饭后和儿子玩两次游戏，每次 15 分钟**；我又给一对各自工作过于繁忙的伴侣开了处方，让他们在**每周三下午共度 2 小时**。在这两个案例中，有趣的是，多年后我得知了这些处方的长期疗效。儿子现在已经成年，他热情地回忆起让父亲陪他玩耍的处方，以及从那时起一直到他的青春期，他与父亲建立了多么紧密的关系。这对夫妇告诉我，他们一直把每周三下午作为固定的共处时间，从未想过停止这样做。使用具有正式结构的处方笺为处方增添了更加庄重的元素，就好像它真的是一种医疗手段。也许心理治疗中也有安慰剂效应，但毫无疑问，完全信任的关系会产生神奇的效果，而这只是成千上万个例子中的两个。正如在治疗中一样，处方的积极治疗作用可以在培训、督导和最后阶段的职业困境实习中被复制。虽然激活小组是这种体验的基本要素，但处方是一种创造性的行动，有时是离奇的、隐喻的或仪式性的，完全来自我的头脑和个人的敏感性。我不向其他人咨询，也不征求建议。我对治疗阶段后开出的处方（一般为三个）的内容和结构承担全部责任。处方除了象征性的成分外，还有神奇的成分。P的全部体验都浓缩在几张处方中，这些处方建议P在回到正常的个人和职业生活后，继续深入体会这些经历。这些处方有一些共同的要素，但对每个人来说都是绝对独特的，是对他们在同事面前以非常真实的方式暴露自己的勇气的一种礼赞。如果我们收集了四十多年来提供给世界各地治疗师的处方，以及他们多年后的反馈，我们可能会写一本关于如何利用创造力、游戏性和情感调适方法来真正帮助修复创伤和痛苦的书。我们不可能在短短的几页纸上总结出这些丰富的经验，我只能将不同形式的处方归为几类，让它们自己说话。

一起玩

实习中的一个处方是建议他们在罗马逗留期间，在下班后或周末进行某种集体活动，这是相当常见的。这项活动的目标是让他们在一起玩耍和娱乐，以平衡身处职业困境中的情绪强度。在一个陌生的城市，住在同一个或邻近的酒店，探索新的地方，体验不同的社交乐趣。为P和小组一起规定一个有趣的和创造性的体验是一个非常简单的任务，比如一起去游乐园、周末去跳蚤市场、参观一个特定的博物馆、一起去跳舞或听音乐会。在某些情况下，处方的游戏效果可以击中目标，并放大在小组每个人的工作中出现的内容。例如，一位治疗师在课程中的态度和着装都非常寒酸，这证实了她在个人和专业方面都有低估自己的倾向。在实习中解决了这个问题后，我规定小组成员陪她去一家高级商店，为她购买一套优雅的礼服，参加为她举行的特别晚宴。或者更简单点，请小组的同事为她化妆，穿上非常优雅的服装，并为她组织一个聚会，让她觉得自己很特别。与此相反，有一位治疗师在实习期间穿着正式服装，总是穿着夹克和领带，这是他在自己国家工作的规范。我要求小组帮助他采用更休闲的，甚至另类的服装，以便让他尝试在公共场合用不同的方式展示自己，这对他来说可能是不寻常或不可想象的。此外，当一位同事表达了她因肤色在家庭和社会环境中受到歧视的痛苦时，小组被要求组织一次**"为成为黑种人而自豪"**聚会，要求该小组的所有成员改变自己的肤色和着装，以便与她一起举行这个摆脱歧视的仪式。我们尝试如何以一种有趣的方式触及敏感和微妙的问题，在信任和人类团结的背景下，既尊重她，同时也挑战人们的个人局限性。

隐喻性物件

我们经常描述隐喻性物件在治疗和培训中的有效性（Andolfi, 1979；Andolfi et al, 1989；Andolfi & Mascellani, 2013；Andolfi, 2017）。在处理职业困境时，隐喻性物件的处方可能有不同的含义，并可能巩固和延续已经在团体经验中出现的改变。

一个会笑的木偶

"我记得毛里齐奥在对我的职业困境进行工作期间有几次强调了我的态度，即总是面带微笑，在与来访者打交道时表现出一种职业的礼节，这种方式掩盖了我的不安全感，而我可以用更直接的方式展示自己的不安全感。作为一个处方，他要求我找一个能爆发出笑声的木偶，并把它放在我的办公室里，用来提醒我自己机械的笑声和真诚的微笑之间的区别，以及发现与我的来访者建立联结的其他视觉表达。回到家后，我找了很长时间，终于找到了一个这样的木偶，只要按一下按钮，木偶就会发出刺耳的笑声。直到今天，我还是把这个木偶放在我的办公室里，有时我会和他说话，告诉他他有多丑，他不能再占我的便宜了。会笑的木偶帮助我在治疗中更加自我，对我的私人生活也产生了令人难以置信的影响。"

基座：如何增加我的自尊

即使是成熟的治疗师也有过度利他的倾向，总是把别人放在自己前面。正如唐纳德·威廉森所说，这是一种家庭传统，无论是在他们的家庭世界或在他们作为治疗师的角色中，都使他们很难达到个人权威的地位。为了解决这个问题并增强自尊，我有时会提供一个处方，将一个行动和一个具体的物体结合起来。处方是购买或找到一个适合个人特征的基座，如一个树干或一个优雅的、有装饰感的基座。P被要求将基座放在卧室或客厅里，每周至少一次在独处时踩在上面，并大声说出下面的魔法咒语："我是第一位的！"这不仅是一个动作，更是一个隐喻性的物体，不断地提醒自己是有价值的。通过在小组面前使用一个具体的隐喻性物体来集中反思自己，可以实现深刻的个人转变。

烟袋里的土豆

"我的问题是在任何团体中总是觉得自己是个局外人。这源于我在原生家庭和在一个拉丁国家作为'混血儿'社会背景中的个人经验。为了让自己被接纳，我总是倾向于说得太多，用一些让我觉得自己很重要的大词。在培养我能够真实地展现自我而不是过度表现之后，毛里齐奥给了我一个非常奇怪的处方。他让我在烟袋里放一个土豆，把烟袋总是系在我的腰带上。土豆有堵住我嘴巴的隐喻，这样做是为了让我记住自己说话太多的倾向。如果我能成功地少说话，我就可以逐渐用小土豆代替大土豆。我遵循这个处方，在6个多月的时间里，我逐渐把土豆换成了更小的。这个处方帮助我减少了焦虑，也不再觉得必须一直说话才能被接纳。土豆陪伴我走过了自我意识的旅程。当有人问我袋子里有什么时，我回答说这是我和一个非常重要的人分享的秘密。通过在烟袋中装土豆的处方，三十年来我一直与毛里齐奥和我实习组的其他成员保持着非常温暖的关系。"

与过去和解的仪式

我们已经通过在实习期间使用家庭雕塑和将家庭丧失戏剧化来处理与过去和解的问题。现在，我想谈谈如何给治疗师开处方，让他们可以在未来与自己的家庭成员和在生活背景中举行各种仪式。我们将在下面的例子中详细介绍。

我感到自由

卡门提出了她的困境，即她对来访者有一种过度的责任感。为了帮助他们，她愿意做任何事情，但最后她觉得自己肩上的担子很重，她不知道如何改变这一点。从小她的生活就充满了牺牲。以下是她对收到的处方的描述：

"我和我的小女儿一起去了墓地，这是我在解决困境的工作结束时规定的。在母亲的墓前，我和她谈起了我这一生的牺牲。从母亲那里，我学到了女人的命运是对一切负责，为了家庭牺牲我们的生命。我热泪盈眶，感谢她为我所做的一切，但现在我想感受自由，为自己和女儿夺回自由，砸碎这条牺牲的锁链。我向她表达了我所有的爱，告诉她，我会在自己家放一张我自己微笑的照片，上面写着'我感到自由'。我一离开墓地，就感觉轻松多了，好像我已经从肩膀上卸下了一个令人难以置信的重担。我的女儿紧紧地地拥抱了我，好像在对我说——我和你一起，我感谢你的礼物！"

怨恨的篝火

朱迪对母亲充满了怨恨。母亲从来没有保护过她，也没有欣赏过她，总是把她的哥哥放在面前作为她的榜样。朱迪的职业困境是总要保护那些在家庭中被压制的人，并站在他们的一边反对被认定的攻击者。在内心深处，她对自己有着强烈的怨恨，因为她从来没有勇气给自己的个人或职业生活换个不同的方向。我给她开的处方是在她后院的篝火上烧掉她所有的怨恨。

"当毛里齐奥给我开这个处方时，我感到很恼火，并告诉自己这不是解决我的问题的最佳方法。我在工作中因自己愤怒的问题而面临挑战，我被要求通过尽可能大声地尖叫来释放我的愤怒。这次经历对我来说是一段痛苦而困难的旅程，但也是一次解放。我觉得让我回家后执行燃烧怨恨篝火仪式的要求很过分。此外，他建议我邀请我的丈夫、孩子，甚至是我的母亲来见证这一过程。一回到家，我便与丈夫讨论了这个提议。我惊讶地发现他对这个家庭仪式的想法如此感兴趣。他敏锐地意识到我对与母亲之间的关系的怨恨，以及由此带来的痛苦。长时间以来，我一直在思考是否应该邀请母亲参加这场篝火，但与母亲和解的可能性给了我继续执行这一处方的力量，并让我找到了与她交谈的勇气。我邀请她参加了一个特别的聚会，因为我想要用怨恨的篝火给她一个惊喜。我花了几天时间搜索和收集过去的信件、照片、物品，甚至是旧的学校报告，所有这些都代表了我的怨恨。在这一过程中，我逐渐意识到自己对自己的愤怒，因为我以受害人的身份，一直躲在那些别人批评或指责我的托词后面。我的丈夫和孩子们用家里的木头准备了篝火，在所有人面前，包括我的母亲（她对这个仪式感到非常惊讶），我解释了篝火的原因，以及从过去的怨恨中解脱出来的必要性。然后，我开始严肃地把每一件代表我怨恨的东西放在火上。当火熄灭时，我的母亲以她过去从未有过的方式拥抱了我。"

信要写，但不寄出

我们曾经介绍过，成年女儿可以利用两把背靠背的椅子，从小组里选择一位代理母亲，向母亲倾诉她在青春期没有勇气说出口或没有勇气问出口的话。通过这个象征性的动作，治疗师"可以回到青少年时期"，表达她多年来因与母亲的距离而经历的所有痛苦和愤怒。

在结束与困境的工作时，也可以提出类似的经验，开出处方，建议给予其存在冲突或疏离关系的家庭成员写一封信。在这种情况下的处方是：**写一封信给你的母亲，告诉她你在青春期时从未能告诉她的事情**，目的是以象征的方式修复与父母的关系。此外，我要求将信件放在他们的手提包或钱包中6个月，并在此之后在寄出信件，或者根本不寄出。书包里的信可以作为反思的工具，鼓励其就与不在身边或虐待子女的父母的和解与宽恕问题进行持续对话。不论选择把信寄出去还是留着它都是有用的。鼓起勇气写一封信，充分表达作为一个青少年未被满足的被爱和被照顾的需求，是一种释放自己而不带愤怒或怨恨地接受后果的方式。如果治疗师能够寄出这封信，这意味着他仍然希望与母亲重新建立情感联结，这样这封信就成为一份**真实的礼物**。一封信可以写给已经去世或病重的父母，也可以写给多年来断绝联系的兄弟姐妹。意思总是一样的：一旦你能够与自己或父母或兄弟姐妹和解，就能通过平静地接受过去来取代愤怒或痛苦。

我这辈子都是黑种人

伊莎贝尔是一位成熟的哥伦比亚治疗师，也是麦德林大学一位非常敬业的教授，她最近参加了在罗马举行的国际实习项目。我把伊莎贝尔的故事写在本章的结尾，因为这段经历对她的职业和个人生活都有深远的影响。这也突显了家庭动力如何受到社会陈规旧俗和偏见的影响，这些观念和偏见使寻求真实性和内心和谐变得更加复杂。通过对这个案例的描述，我们可以逐步展示针对困境工作的六个阶段。

伊莎贝尔带来了一份非常精致的家谱图，并表示是在女儿特雷莎的帮助下准备好的。她将家谱图卷在手中，迫切地希望开始探索家族史的奥秘。在展示开始时，她描述了治疗僵局，并将其归因于她在治疗过程中过度承担的责任。她似乎已经习惯于生活在这种沉重的负担下，仿佛这是不可避免的。当一个家庭因失去亲人而陷入悲痛欲绝的时候，或者当一个孩子不得不顺从一个专制的父亲时，她会感受到这种负担并变得更加痛苦。即使在今天，拉丁美洲文化中仍存在着**大男子主义**的固有角色。一个男人可能认为自己是完全自由的，可以拥有多个妻子和众多子女，表现得像一个暴君，尤其是在与女性的关系中。

不难发现治疗的僵局与伊莎贝尔生活中最相关和最痛苦的事件之间的联系。通过她的叙述，很容易将她家里的暴虐男人个体化，这是从她的外祖父开始的。因为外祖父在军队服役，所以不得不辗转该国的不同地区，在各地他都有妻子和孩子，虐待他们而不用承担任何责任。出于这个原因，外祖母带着自己的女儿卡门（即伊莎贝尔的母亲）离开了家，而把儿子留给了外祖父。儿子在17岁时抛弃了这个暴虐的父亲，但一年后因飞机事故不幸去世。

卡门的生活经历了一系列创伤性事件，包括父亲的性虐待和哥哥的惨死。她哥哥的尸体一直没有找到，直到她不到20岁嫁给维克托时，都从来没有真正接受过哥哥的死亡。她嫁给了一个黑种人，也许在无意识中这个决定背叛了她的家庭。维克托也表现得像个暴君，但他却被卡门的种族主义家庭所憎恨和排斥。肤色成为伊莎贝尔不得不承受的苦难，因为在她的四个兄弟姐妹中，她的皮肤最黑，在任何社交或家庭交往中，她总是被认为是**黑种人**。小时候，当她和外祖母一起去海滨度夏时，外祖母会阻止她在阳光下玩耍，并不断为她洗澡，希望伊莎贝尔的皮肤变得更白。维克托的黑种人家庭社会地位较高，但他们也是种族主义者，这导致他们拒绝了卡门和她的家人，因为他们是白种人。

这些偏见根深蒂固地存在于两个家庭及其各自的社会背景中。对伊莎贝尔来说，无论是在童年还是成年时期，她都感受到了被拒绝，这成为一个极其敏感的问题。例如，当伊莎贝尔有了自己的孩子时，她的母亲卡门会让她最喜欢的女儿，也就是最白的那个，来照顾伊莎贝尔的孩子，因为她被认为是愚蠢和笨拙的。这与伊莎贝尔在学校一直名列前茅的事实形成了鲜明对比！然而，她在学校感到非常孤独，没有朋友，因为她被大多数白种人同龄人拒绝了。伊莎贝尔叙说了这一切。

"我父亲一生都是暴君。他要求我母亲和他的女儿们在任何方面都要为他服务。当他进入政界并成为一名革命者时，他的统治欲望更加强烈，这使他的家人处于危险之中，然后他不得不逃到这个国家的另一边。与此同时，他是一个诚实的人，每个人都赞赏他在工程方面的研究和他的政治承诺。"

　　正如家庭传奇中经常发生的那样，伊莎贝尔步了母亲的后尘。她很年轻的时候就嫁给了罗杰。她形容罗杰是一个很好的白种人，但她不爱他，并说他们的关系本质上是理性的关系。由于嫁给了一个白种人，她被对方的家人憎恨，他们称她为黑种人。伊莎贝尔和罗杰生了两个孩子，他们小时候问她："妈妈，你是黑种人，爸爸是白种人，我们是什么？"伊莎贝尔回答说："你是拿铁咖啡。爸爸是拿铁（牛奶），妈妈是咖啡，你是拿铁咖啡。"伊莎贝尔的儿子曼努埃尔实际上是同性恋，这进一步增加了这个家庭可悲的身份认同困境。不幸的是，这两个家庭都惧怕同性恋，他们对性别问题的偏见甚至超过了对肤色的偏见，强烈的耻辱感再次出现。不幸的是，曼努埃尔在18岁时死于一场车祸。具有讽刺意味的是，这和他祖母的兄弟在飞机失事中丧生时的年龄一样。伊莎贝尔随后把所有的爱都给了她的第一个孩子特雷莎，并与她分享了自己的生活和丧失。这两个女人建立了如此强大的联盟，以至于罗杰再也没有空间了。这对夫妇在曼努埃尔死后一个月就分居了，母女之间的纽带作为一种相互保护变得更加牢固。

　　伊莎贝尔的人生经历给她带来了巨大的打击，但她似乎能够以惊人的内在力量应对，从未崩溃。即使在描述所有的这些事件时，她也保持着一种有尊严的、而近乎超然的态度。她从母亲那里学会了在面对可怕的事件时始终控制自己的情绪。从这一点出发，我们开始了小组激活和几件雕塑作品的创作，目的是将伊莎贝尔一生中最富戏剧性的事件展现在观众面前。

太多的重量是永远不够的

我让伊莎贝尔塑造她过度的责任感，她选择用一种非常戏剧化的方式来表现这一点。首先，她盘膝坐下。然后，她让三个高大健壮的同事用他们的手在她的肩膀上越来越用力地按压。与她的同事相比，伊莎贝尔身材娇小，身体被那些重量压扁。这一幕是戏剧性的，因为伊莎贝尔要求同事们越来越多地压在她的肩膀上。似乎没有什么太大或太重的重量会让她无法承受。

这一雕塑结束后，在场的所有人都露出了震惊的表情，包括被要求做出如此暴力行为的三名同事。伊莎贝尔也被这一幕震撼到了，脸色大变。她平时的微笑变成了痛苦的面具。以下是从伊莎贝尔的话开始的对雕塑的反馈和思考：

"在几分钟的时间里，我以一种非常具象的方式感觉到了我一生中扛在肩上的所有重量，我非常想哭。我感受到了和我生命中的每一天所承受的一样强的压力。当我被压扁的时候，许多画面浮现在我的脑海里……我儿子的死，被家人排斥、批评、责备，我的内疚，我的婚姻……所有我的家人一直放在我肩上的事情……"

随后，参与雕塑的三位同事流着泪说，他们感到焦虑和巨大的悲伤交织在一起。焦虑是因为他们意识到不想伤害伊莎贝尔，却不得不压向她的身体，这让他们感到很尴尬，而且伊莎贝尔似乎也不愿意阻止他们。而悲伤是因为他们感受到了伊莎贝尔在她被压碎的身体上所经历的痛苦。观察员们还表示，伊莎贝尔不愿放弃，不愿停止对她身体的施压，这让他们感到非常难过和难以置信。

她儿子死亡的雕塑

　　我请求伊莎贝尔再创作一个关于她儿子突然离世的雕塑。这一次，她选定了四位同事，分别代表她的儿子曼努埃尔、女儿特雷莎、丈夫罗杰及自己。这样一来，她能够建构场景，同时保持距离，并且观察其他人的反应。伊莎贝尔打算在稍后的阶段加入雕塑，站在自己的位置上。伊莎贝尔让家里的四位成员站起来，互相紧紧地拥抱，拥抱的力度几乎让他们窒息。只有"特雷莎"被要求把手放在母亲的肩膀上。伊莎贝尔在一旁看着这座展现了**死亡拥抱**的雕塑，内心感动不已。然后，她站到自己的位置上，沉默了很长一段时间，大家都默默地拥抱在一起。突然间，伊莎贝尔泪如泉涌，痛苦地抽泣着，发出尖叫，几乎无法被其他人扶起，也无法自己站稳，最终瘫倒在地上。

　　在第一个雕塑中，伊莎贝尔表现出了她过度的责任感，她能够承受不断增加的负担而不失去平衡。然而，在这次围绕曼努埃尔之死的生动再现中，伊莎贝尔无法控制自己，在绝望中放声痛哭。参与雕塑的同事第一个报告了他们所体验的情绪。他们彼此紧紧相拥，没有人因为痛苦而倒下。特别是，代表特雷莎的同事感到有强烈的必须要支持"她的母亲"的愿望，他把手放在伊莎贝尔的肩膀上。伊莎贝尔接着描述了她的感受：

　　"对我来说，这就像是重新打开了一个很深很痛的伤口。我再次感受到了那种完全绝望的感觉，就像我第一次得知曼努埃尔去世的消息时。我把罗杰也放进了雕塑里，因为他当时和我们在一起在家。他也分担了我们的痛苦。但一个月后，我们很快离婚了，不久之后他就离开家了。然而，在此之前，他已经很久没有和曼努埃尔说话了。在我们分开之前，和特雷莎在一起的时候，他是个好父亲。之后，他几乎完全抛弃了她。特雷莎经常说：'我失去了我的兄弟，同时也失去了我的父亲。'对我和特雷莎来说，曼努埃尔还活着。每当他的生日来临，我们都会买一个蛋糕，点上蜡烛，一起看照片，谈论他。"

伊莎贝尔的经历对她来说非常艰难，对整个团队来说非常有吸引力。现在是时候给伊莎贝尔一些空间，让大家通过拥抱、爱抚，以及其他形式的非言语表达来补偿她。在经历了痛苦和折磨之后，回忆自己一生中的戏剧性事件对伊莎贝尔产生了巨大的正面影响。

处方

就像往常一样，针对困境的工作以处方结束。第一个处方是在第二天晚上，在伊莎贝尔和其他几个成员居住的罗马公寓举办一个优雅的黑种人聚会。参与者为了那个场合必须**变黑**，无论是他们的肤色还是服装。聚会的目的之一是向伊莎贝尔颁发奖项，表彰她作为一个黑种人和多年来展现的韧性，她没有因家庭中的种族偏见而感到沮丧。另一个目的是在如此激烈的经历后放松身心，释放累积的紧张情绪。

这段有趣的经历不仅为伊莎贝尔培养了一种有趣的能力，而且也成为她专业成长的一部分。为了应对她的过度负责综合征，我给了伊莎贝尔一个处方，将一个装满重物的优雅背包放在她办公室的显眼位置，代表她在罗马的经历的记忆，同时也作为可能复发的警钟。在治疗过程中，当她需要面对专制的父亲时，伊莎贝尔并没有感到害怕和胆怯，而是从背包里取出重物，递给这些父亲们，以此代表他们需要在家庭中承担合适重量的责任，并在生活中感觉良好，同时无须支配他人。

最后一张处方涉及伊莎贝尔与特雷莎的关系。伊莎贝尔计划与特雷莎一同去曼努埃尔的坟墓，并携带他们最喜欢的鲜花（哥伦比亚以鲜花而闻名）。伊莎贝尔打算告诉曼努埃尔她有多么爱他，并确保特雷莎不会因为曼努埃尔去世但自己还活着而感到内疚，从而使她获得幸福。处方的第二部分涉及她与特雷莎的关系。伊莎贝尔需要与特雷莎一同观看她在罗马针对困境的工作录像，讨论她们的联盟和对彼此的保护。特雷莎需要自由地与她的父亲重新联系，而伊莎贝尔则要设法减少对女儿的依赖，以便能够丰富自己的生活。

一年后

伊莎贝尔写信给我：

"我们去了墓地，按照你开出的处方举行了仪式。回来后，我们感觉轻松多了，仿佛肩上的重担一下子卸下了。我向特雷莎展示了在罗马的录像，她被那些雕塑所打动。我告诉她，罗杰和我之间的问题是我们两人的事情，她不必为夹在中间而感到担忧。如果她和她的父亲重新联系，我没有意见。最近几个月，特雷莎和她的父亲重新建立了联系，他们开始了一个共同的工作项目，因为他们都是室内装饰师。特雷莎还有一个英国男朋友，计划不久后搬到伦敦。我们的关系改善了很多，更加平静，不再把过去的痛苦背在肩上。那个背包现在在我的办公室里，我附上了它的照片，因为它真的很优雅。在过去几个月里，它成为我最喜欢的合作治疗师，我们一起做了很好的治疗，并度过了非常愉快的时光！"

9. 治疗师的心灵旅程

　　我叫毛里齐奥·安多尔菲。1942年11月28日，我出生在罗马。回想起那个时期，我虽然记忆模糊，但脑海中仍留有战争的印象：轰炸的景象、空袭警报的响声，以及人们为了躲避危险，纷纷涌向地下避难所。我记得母亲和祖母用身体保护我和哥哥费鲁齐奥免受炸弹的威胁。弟弟西尔瓦诺于1945年出生，正值第二次世界大战结束之时。我三岁时第一次见到父亲，他从科西嘉前线归来。考虑到这些经历，加上我母亲在第一次世界大战中失去了未曾谋面的父亲，我相信我形成了一种不安全的依恋风格，如鲍尔比（Bowlby）所描述的那样。我怀疑在我们这一代80多岁的人中，是否有人能够声称拥有一种安全的依恋风格。焦虑的底色是许多像我这样的家庭为战争付出的代价。童年时期生活贫困，对我来说，一块冰激凌或一份比萨饼都是难忘的奢侈。街道空无一人，没有汽车，讽刺的是，这种安静中却没有危险，为孩子们提供了一个安全而温馨的成长环境。尽管那段时光很艰难，但我相信我的童年基本上是快乐的。从四五岁开始，我们孩子们自由地在居住的公寓楼庭院、罗马的街道和更广阔的社区中穿梭游玩。作为孩子，我们积极参与当时的社会活动，这几乎是一种奇迹。这在意大利文化中被称为**儿童社会**，即与同龄人一起成长、聚会、制定规则、发明游戏和运动，没有成人的干预和控制，也不认为在无人监管的情况下独处会有风险。孩子们自由地探索，完全沉浸在更大的社会世界中，这是我们作为孩子从20世纪50年代战后局势中得到的最大礼物。重建被战争摧毁的国家的项目促进了社会的团结，每个人都互相帮助，孩子们在相互支持和分享的氛围中成长。我们接受了**简单和本质的事物**，我现在意识到这些基本价值观是我小时候得到的礼物，并且在个人生活和职业发展中得到了积极的培养。在高中和大学医学院学习的几年里，我经历了两种互补但又截然不同的情境。首先，我参与了一个天主教行动组织（天主教青年组织）的社会工作，这始于我20岁左右，在20世纪50年代末和60年代初。作为青年领袖，我接触到了许多家庭和边缘化社区的社会现实。回首往昔，我认识到与这些青少年一起工作如何让我更了解青少年的家庭和学校困境。直到后来，我才意识到，正是在这种特殊的环境下，甚至是在我获得相关知识和工具之前，我要成为家庭治疗师的**使命**就已经开始萌芽了。这种敏感和关怀的态度塑造了我的选择，主导了我的情感，让我首先成为一名医生，然后成为一名儿童精神病科医生。然而，多年来，我首先不得不面对治愈自己家庭的困境。弟弟西尔瓦诺严重的精神疾病危机标定了他的生活，也不可避免地影响了我们家人的生活，尤其是在他27岁自杀后，我们变得更加绝望了。在一个不断受到西尔瓦诺精神疾病发作威胁的家庭环境中成长，让我认识到了许多事情，并为我未来成为家庭治疗师奠定了基础。多年来，我逐渐意识到医学、精神病学，以及一般心理治疗学科为何无法深入到那些痛苦和绝望之中的人群中——因为他们"忙于"治疗疾病。要进入深度的痛苦和绝望之中，需要勇气和好奇心，以便在没有偏见或恐惧的情况下探索未知的领域。

　　我记得有一次，父母对弟弟的生物和心理治疗效果不佳感到绝望，于是带了一个"驱魔人"回家，试图驱逐弟弟身上的"恶魔"。

我记得我和西尔瓦诺当时在桌子底下互相看着彼此，想知道在那种情况下谁更疯狂。在另一种情况下，一位曾是牧师的精神科医生来治疗弟弟的精神错乱，告诉我"耶稣"在他的身体里面。然后我就明白了"魔鬼"和"耶稣"都是普遍二元论的一部分，代表了我们每个人在建设和破坏力量之间的斗争。这两种力量之间的平衡可能被打破，不仅是精神疾病患者，任何人都有可能失去平衡，特别是当人们在令人恼火的常态下保护自己的脆弱性时。

美国家庭治疗在很多方面都具有革命性意义，但多年来一直被指责为精神疾病患者家庭的头号敌人，经过深刻的反思，我觉得这并非偶然。长期以来，在治疗和科学论文中，家庭（特别是父母）被认为是儿童严重精神疾病的原因。在理解和了解从精神病到婴儿自闭症等许多精神障碍的发病机制方面，知识上的差距仍然很大，而这种差距往往被加在这些父母身上的责任和内疚所掩盖。从对**精神分裂症**母亲的历史性描述转移到对**精神分裂症家庭的描述**，这种转变甚至更具破坏性，因为在这种情况下，我们涵盖了整个家庭的情感网络。问题是，如果家庭不必被评判和指责，我们如何才能取代寻找原因和内疚，以变得真正具有治疗作用？在我看来，正是这种无法治愈弟弟的无力感，让我作为一名医生和一名住院精神科医生，更加深刻地感受到了人类和专业努力在帮助和治愈方面的**极限**。这种极限感引导了我的生活，让我能够在死亡（生命的最大极限）的持续存在中生活，并形成了我漫长的职业旅程的基础，目的是抵御无所不能的危险和仅用成功来衡量生命的标准。与此同时，有一种明确的极限感，让我能够把自己的全部都投入到我所获得的知识、我的人性，以及我的技能中，在治疗中倾听许多来访家庭的绝望和痛苦。倾听他们的痛苦时，一方面我不会（因为关注自己的痛苦）侵占关注他们的痛苦的时间，另一方面我也不会（因为关注自己的痛苦）陷入瘫痪无法工作。只要承认这一局限性，就有可能探索希望和变革的领域。经过50年的以奉献精神和激情状态进行的临床工作，我可以肯定的是，接近来自许多接受治疗的人和接受培训的同事的失败感与无能感所带来的敏感和宁静具有巨大的变革力量，因为它深入到我们每个人的人性和精神本质。

让我们退一步来看看，这种无力感和无法治愈家人的失败感，是如何促使我寻找导师的，这些导师成为我职业旅程中的指路明灯。当然，乔瓦尼·博莱亚是我获得与儿童有关的知识的第一座灯塔，这是为家庭服务的非凡资源。最开始接受他的教导是我在医学院的时候，然后是当我成为一名精神科医生的时候。他的教导帮我在理解家庭动力学方面迈出了第一步。我的愿望是将游戏治疗从一种针对儿童的诊断和治疗工具转变为家庭中所有主要成员都参与其中的**家庭游戏**。这使我远离了主流的精神病学模型，这些模型专注于儿童精神病理学。意大利对我来说太小了，我想去家庭治疗的源头。这促使我首先在纽约遇到了内森·阿克曼，这在我生命中是短暂而富有启发性的阶段，然后是在20世纪70年代初在美国的进一步发展。从美国开始的家庭治疗运动，后来在欧洲传来了第一个重要的回声。

1972年9月11日是我职业和个人生活转折的重要一天，多年后的这一天对全球而言都具有悲剧性的含义。我当时专攻儿童神经精神病学，放弃了在罗马精神健康服务中心担任精神科医生的职位，远离自己国家的安全港湾，开始了我在国外的冒险之旅。我决定离开在罗马参加了四年的由路易吉·坎克里尼（Luigi Cancrini）指导下第一个家庭治疗小组，返回美国成为一名学生研究者。因此，1972年9月11日，我抵达纽约，标志着这座既迷人又暴力的城市成了我的第二个家，见证了我生命中的许多重要时刻。即使在纽约住了几年后回到罗马，我常常不时地回忆起悲惨的9·11事件，那时我正好也在那里。

纽约也是我与洛雷娜开始第二个家庭生活的地方，我们选择在布鲁克林大桥下结婚。

　　我有幸得到了历史上最伟大的社会精神病学家之一伊斯雷尔·泽维林的指导，并获得了在著名的阿尔伯特·爱因斯坦医学院进行社区精神病学研究的奖学金。在纽约的职业生涯中，我积累了丰富的经验。我开始在南布朗克斯的一所初中担任社会心理医生，为了了解并阻止许多孤独且暴力的青少年们可能的犯罪生涯。我还参加了危机干预小组，对南布朗克斯的黑种人和拉丁裔社区进行家访。同时，我在阿尔伯特·爱因斯坦医学院的家庭研究部开始了培训课程，与泽维林、舍弗伦、费伯等该领域的专家一同学习。我还参加了纽约的阿克曼家庭研究所的高级专业培训小组，由姬蒂·拉佩里埃和佩姬·帕普指导。这两次经历都强调了治疗师在临床工作中的个人卷入，我学会了在培训和治疗中使用家谱图和家庭雕塑等新的工具。同时，我联系了萨尔瓦多·米纽庆，每周去费城儿童指导诊所（20世纪70年代家庭治疗的真正圣地）工作，在他和杰伊·海利的指导下，成为他们的临床工作人员之一。我经常前往华盛顿特区，受到默里·鲍文的工作和他的**送他们回家**项目的启发。他将接受培训的精神科医生**送回家**，重新与家人建立联系，消除家庭成员间的隔阂。在接下来的几年里，惠特克和弗拉莫对我的职业发展非常重要，他们教会了我如何和谐地整合职业和个人生活。我不知道我是怎么找到时间的，但我开始了个人精神分析，在纽约的卡伦·霍尼诊所成为一名精神分析师候选人。巧合的是，在我第一次与卡伦·霍尼诊所最专业的精神分析师之一海伦·德罗西斯（Helen De Rosis）进行治疗的同一天晚上，我收到了来自意大利的消息：我弟弟西尔瓦诺于1972年12月8日自杀。多年来，我一直在思考这只是一个巧合，还是在传递给我某种深层次的信息，因为他的死亡日期恰好和我第一次结婚的纪念日是同一天。我弟弟的悲剧离世不仅让我失去了一个深爱的人，也标志着我对治愈自己家庭的宏伟愿望（许多心理治疗师都有这种想法）的第一次失败。从痛苦中走出的力量和对局限性的接受，让我形成了一个强烈的想法："成功"在临床工作、家庭甚至生活中并不是一个有用的标准。

深入接触在你面前的家庭在关系上的无力感，是治疗联盟的第一种形式。如果没有亲身体验过这种关系上的无力感的重量和价值，就很难达到这个目标。多年来，我自己一直在处理对家人的巨大丧失的体验：毁灭的感觉、内疚的重量、愤怒、无能为力的感觉。在应对这一困境课程的最后，我重新焕发了活力，甚至更相信我从我自己的家庭中获得了许多情感和关系资源。即使是在最受伤害的情况下，寻找家庭资源，也是另一个指导我的强烈想法。它使我克服了许多深深根植于心理治疗专业的偏见，这些偏见通常不允许你看到家庭内部的资源。除了我的那些正式的老师之外，我相信最重要的教导来自精神疾病患者和儿童。两者都有神奇的思维能力，实际上制定了改变现实的最佳策略。如果说精神疾病患者帮助我学习了非理性的语言，那么孩子们则教会了我最基本的态度：对周遭的一切始终保持敬畏和好奇。从第一次与阿克曼的会面，到后来与米纽庆和海利的会面，再到后来与惠特克多年后的会面，我逐渐形成了一种强烈的信念，那就是断开孩子与他家庭的情感和关系纽带，孤立地看待一个孩子，是一个巨大的错误和伤害。这种绝对命令使我远离儿童精神病学，甚至远离在过去几十年中深刻影响儿童心理学研究的克莱因思想运动。我们需要明白，一方面儿童问题永远不可能是一个只与儿童有关的问题；另一方面，即使是最不负责任和最不成熟的成人，也不应该在治疗中被评判。最后，必须帮助成人回顾情感上的隔阂或他们对原生家庭的过度依赖，或者审视伴侣关系中的问题，以便他们以更负责任和更成熟的方式行事。

在代际现实的框架内寻找和激活个体的社会和文化资源，一直是我在美国停留时的研究和临床工作领域，在我回到意大利后也继续进行着这个方面的工作。当我离开罗马大学的儿童精神病学系后，我到了临床心理学系任教，在那里我可以用进化的视角来研究家庭。对我来说，对家庭生命周期、家庭神话、不成熟的代际进程和无形的忠诚的研究成为理解家庭关系动力学的重要因素。**关系心理学**成为当时我思考精神病理学的框架。在这所大学40年的教学和与数百名心理学学生的联结，使我能够与他们一起思考我在临床工作中一直在尝试的最重要的概念。在他们热情的合作下，我试图更新自己，保持自己的坚定想法，如果可能的话，避免成为一个"混日子的教授"。

也许是因为我家庭的要求和我对意大利文化的忠诚，我拒绝了许多在美国永久生活和工作的邀请。泽维林是第一个在他的大学给我提供职位的人。然后，米纽庆从费城搬到伦敦时，给了我一个儿童指导诊所培训主任的职位。就连我的精神分析师德罗西斯也希望我能在卡伦·霍尼学校当老师。然而，自回到意大利，有超过15年的时间，我会定期在夏季的几个月回到美国，在费城的哈尼曼医学院担任**客座教授**。泽维林是这个学院的新任院长，精神病学的住院医生通过接受针对他们在费城最贫困和暴力地区的社区精神健康中心工作的直接督导来学习。

1975年，回到意大利，在同事卡尔米内·萨库（Carmine Saccu）的劝说下，位于里诺街的家庭治疗研究所应运而生。在那里，我担任了18年的主任，与一些意大利同事一起建立了多个专业培训课程。从1981年开始，我迎来了我职业生涯中最重要的经历之一：为来自不同国家的治疗师提供实习机会，先是讲英语的，然后是讲法语的、讲西班牙语和葡萄牙语的治疗师。这项关于治疗师**职业困境**的工作为跨文化背景下处理治疗师个人和职业困难提供了非凡的工具。1977

年6月，我担任编辑，第一期《家庭治疗》（*Terapia Familiare*）杂志诞生了。该杂志引导了意大利和欧洲家庭治疗的文化和科学发展，并持续发挥着这一作用。

要在意大利推动家庭治疗并非易事，因为当时有一场激烈的反精神病学运动，这场运动反对无法掌控的新技术和干预措施的发展。另一方面，精神分析在意大利非常盛行，他们将家庭治疗视为一种只对资历较浅、训练较弱的专业人士开放的野路子方法。不论遇到何种困难，我始终想运用在美国学到和经历的一切，倾尽心力在自己的国家发展家庭治疗。多年后，我意识到自己的职业承诺显得过于宏大，实际上这也是出于一种对自己家庭的救赎：如果我不能得偿所愿地帮助自己的家庭，那么现在我至少可以帮助自己国家的其他家庭。

1992年，位于里诺街的研究所突然倒闭了，这里多年来一直在成功地培养着来自世界各地的治疗师。倒闭的原因在于无法整合截然不同的意识形态，这些意识形态已经渗透到研究所，并导致了极具痛苦的分裂。昆达里尼瑜伽或克莱因精神分析的追随者在家庭治疗的基本概念和思想方面产生了深刻的差异，无法共存。我不得不再次应对新的失败经历。但随着时间的推移，这种失败体验发生了改变，并为新的专业现实注入了生机。这种现实更符合我的想法，而无需意识形态上的妥协。此后，该研究所的失败和倒闭催生了现在已有30多年历史的家庭心理治疗学院。多年来，该学院已成为世界知名的培训、临床工作和研究机构，吸引了来自意大利和世界各地的治疗师，进一步发展他们的专业。

1997年，同时发生了两件重要且令人痛苦的事，让我的个人和职业发展发生了巨大的转变。首先，尽管一直积极地致力于建立一个欧洲专业系统，但我最终声明放弃了欧洲家庭治疗协会主席的候选人资格。我后知后觉地意识到我对制度权力地位的不适感，这种地位往往专注于专业的社团主义，而不重视和把握真实的社会目标。我放弃了这方面兴趣的同时，对理解更引人注目的社会现象的兴趣日益增长，也认识到心理治疗模型的局限性。因此，我对社会问题的承诺在西尔瓦诺·安多尔菲基金会的项目中找到了更多的空间。该基金会专注于移民、文化调解，以及针对边缘化和社会不公的心理社会干预等议题。

第二件事情与个人生活有关。1997年，弟弟的去世对我的个人生活和职业选择产生了深远影响。同年，我与第一任妻子的不和谐婚姻关系走向分居，这迫使我开始反思**自我欺骗**的问题，这一问题贯穿了我第一次婚姻的整个历程。我意识到多年来我一直在否认婚姻的不健康状态，我深感不快乐，却一直在逃避现实，以求得生活能继续进行下去。再次经历失败带来的痛苦，让我意识到否认事实的后果是多么痛苦。但也正是这种痛苦的经历和对后果的接受给了我强烈的自由感，让我开始寻找不同的自我维度。在情感上，我变得更加和谐，更善于与人沟通；而在工作上，我变得更能平衡好工作和生活。这种新获得的宁静使我能够与妻子洛雷娜建立更加成熟的关系，并在一个通常被认为是在祖父母的年龄阶段生下了第二个孩子。这一经历赋予了我勇气，让我做出了彻底的转变，移民到澳大利亚。在那里，我与新家庭生活了几年，每年在两个大陆之间来回穿梭。这使得我能够获得在意大利**掌舵**的安娜·马谢拉尼的帮助，尝试一种非常原始的学术共同指导模式，但实际上我大部分时间都在遥远的地方。这种方式为我以较少创伤的方式离开这个世界后延续我的学术生命奠定了基础，我希望能留下一份遗产，与后代分享并丰富后代。

我在临床工作和教学上的成就，包括在意大利的和在其他国家的，都得益于我从未觉得自己局限于精神疾病诊疗机构，更不用说大学政治。在普遍认为文化边缘化是一种负面现象的地方，我重视体验自己身上的这一维度，这一维度因我对多样性的好奇而不断更新。即使决定主要在意大利生活，我也不会放弃与不同文化和职业生活经历之间的重要对话和挑战。我已成为一个环球旅行的家庭治疗师，并在世界各地的许多国家举办工作坊和研讨会，主要与当地的家庭和治疗师进行现场咨询。这样工作的结果是，我贡献了我的专业经验和技能，同时也通过接触许多不同文化、种族、宗教、社会和家庭价值观丰富了自己的知识。

在珀斯和西澳宁静且轻松的生活使我更加享受家庭生活，甚至加强了我与意大利家人的联结。尽管我很少见到他们，但我觉得与他们很亲近，特别是作为两个美丽的双胞胎女孩的祖父。和谐的家庭生活和因与大自然的接触而感受到的治愈给了我深深的平静感。每天沿着海洋的白色沙滩散步，我能够冥想，并思考生死的意义、情感和生活中简单事物的价值。这种内在的转变使我能够远离疾病和精神障碍的精神病学描述，以爱和关怀的语言来完成我的治疗。本书的目的是呈现我坚定的想法和信念，以及我的临床和教学经验中有时令人惊叹和意外的结果，为我们共同的人性探索做出一点贡献，这是我生命短暂旅程中必不可少的价值。

参 考 资 料

[1] ABBONDA, P., BITONTE, F., FALCUCCI, M., FERRAGUZZI, F., PORCEDDA, L. (2018) "Noi terapeutico e noi di coppia: processi in divenire". *Terapia Familiare,* 116 pp. 9–30.

[2] ACKERMAN, N. W. (1958). *The Psychodynamics of Family Life,* Basic Books, New York.

[3] ACKERMAN, N. W. (1966). *Treating the Troubled Family,* Basic Books, New York.

[4] ANDERSEN, T. (1991). *The Reflecting Team: Dialogue and Meta-dialogue in Clinical Work,* Norton, New York.

[5] ANDERSEN, S. A., RIGAZIO-DI GIGLIO, S.A. & KUNKLER, K.P. (1995) "Training and Supervision in Family Therapy: Current Issues and Future Directions". *Family Relations,* 44, (4) pp. 489–500.

[6] ANDERSON, H., GOOLISHIAN, H. A. (1988) "Human Systems as Linguistic System: Preliminary and Evolving Ideas about the Implication for Clinical Theory". *Family Process,* 27, pp. 3–12.

[7] Andolfi, M. (1979). *Family Therapy: An Interactional Approach,* Plenum Press, New York.

[8] Andolfi, M. (1996). "Let is flow: Carl Whitaker's Philosophy of Becoming" *The Journal of Marital and Family Therapy,* Obituary.

[9] Andolfi, M. (1997). "Dov'è il South Bronx? la Marginalità come Strategia d'Esclusione". *Terapia Familiare,* 54.

[10] Andolfi, M. (2003). *Manuale di Psicologia Relazionale.* A.P.F., Roma.

[11] Andolfi, M. (2004) (a cura). *Famiglie Immigrate e Psicoterapia Transculturale.* Franco Angeli, Milano.

[12] Andolfi, M. (2009). "Salvador Minuchin: Master of Life and Pioneer of Family

Therapy and his Influence on Andolfi's Professional Development". *Human System: The Journal of Therapy, Consultation & Training*, 20 (3) pp. 274–287.

[13] Andolfi, M. (2016) (a cura di). *La Mediazione Culturale*. Franco Angeli, Milano.

[14] Andolfi, M. (2017), *Multigenerational Family Therapy – Tools and Resources for the Therapist*. Routledge, New York.

[15] Andolfi, M. (2018). "Salvador Minuchin : Teacher of Life and Family Therapy Pioneer". *Australian and New Zealand Journal of Family Therapy*, 39 (2) pp. 257–259.

[16] Andolfi, M., ANGELO, C., D'ATENA, P. (2001). *La Terapia narrata dalle Famiglie*. Cortina, Milano.

[17] Andolfi, M., ANGELO, C., de NICHILO, M. (1989). *The Myth of Atlas: Families and the Therapeutic Story*, Brunner/Mazel. New York.

[18] Andolfi, M., ANGELO, C., de NICHILO, M. (1996) *Sentimenti e Sistemi*. Cortina, Milano.

[19] Andolfi, M., ANGELO, C., MENGHI, P., NICOLÒ-CORIGLIANO, A.M. (1983). *Behind the Family Mask: Therapeutic Changes in Rigid Family Systems*, Brunner/Mazel, New York.

[20] Andolfi, M. CHISTOLINI, M., D'ANDREA, A. (2017). *La Famiglia Adottiva tra Crisi e Sviluppo*. Franco Angeli, Milano.

[21] Andolfi, M., CIGOLI, V. (2003) (a cura di) *La Famiglia di Origine*. Franco Angeli, Milano.

[22] Andolfi, M., D'ELIA, A. (2017) (a cura di). *Le risorse e le Perdite della Famiglia*. Franco Angeli, Milano.

[23] Andolfi, M., HABER, R. (1994) (Eds.). *Please, Help Me with this Family: Using Consultants as Resources in Family Therapy*. Brunner/Mazel, New York.

[24] Andolfi, M., MASCELLANI, A. (2013). *Teen Voices: Tales of Family Therapy*. Wisdom Moon, San Diego, CA.

[25] Andolfi, M., MASCELLANI, A. (2021). *Intergenerational Couple Therapy*. Accademia Press. Rome.

[26] Andolfi, M., MASCELLANI, A., SANTONA, A. (2011). *Il Ciclo Vitale della Coppia Mista*. Franco Angeli, Milano.

[27] APONTE, H. (1994) "How Personal can Training Get?" *Journal of Marital and Family Therapy*, 20, (1) pp. 3–16.

[28] APONTE, H. J., KISSIL, K. (Eds.) (2016). *The Person of the Therapist Training Model:*

Mastering the Use of Self. Routledge, New York.

[29] AUDET, C.T., EVERALL, R.D. (2010). "Therapists Self-disclosure and the Therapeutic Relationship: a Phenomenological Study from the Client Perspective". *British Journal of Guidance and Counselling,* 38, (3) pp. 327–342.

[30] BENNINGFIELD, M. (1987). *Family of Origin Work in Training and Supervision.* Aspen Systems Corp., Rockville, MD.

[31] BERGER, M.M. (1978). *Beyond the Double Bind: Communication and Family Systems, Theories and Techniques with Schizophrenics.* Brunner-Mazel, New York.

[32] BLAZER, D.G. (2005) *The Age of Melancholy.* Taylor & Francis, New York.

[33] BHASKAR, R. (1998) "General Introduction". In A. ARCHER, R. BHASKAR, A. COLLIER, T. LAWSON, A. NORRIE (Eds.) *Critical Realism.* Routledge, London.

[34] BOLLEA, G. (1961). *Compendio di Psichiatria dell'Età Evolutiva.* Burzoni, Roma.

[35] BOLLEA, G: (1995). *Le madri non Sbagliano Mai.* Feltrinelli, Milano.

[36] BOSCOLO, L., CECCHIN, G., HOFFMAN, L., PENN, P. (1987). *Milan Systemic Family Therapy: Conversations in Theory and Practice.* Basics Books, New York.

[37] BOSCOLO, L., BERTRANDO, P. (1996) *La Terapia Individuale Sistemica.* Cortina, Milano.

[38] BOSZORMENYI-NAGY, I., FRAMO, J. L. (1967). *Intensive Family Therapy.* Routledge, New York.

[39] BOSZORMENYI-NAGY, I, SPARK, G. (1973). *Invisible Loyalties.* Harper & Row, New York.

[40] BOWEN, M. (1978). *Family Therapy in Clinical Practice.* Jason Aronson, New York.

[41] BRAVERMAN, S. (1982). "Family of Origin as a Training Resource for Family Therapists". *Canadian Journal of Psychiatry,* 27, (8) pp. 629–633.

[42] BYNG-HALL, J. (1995). *Rewriting Family Scripts.* Guilford Press, New York.

[43] CANEVARO, A. (2009). *Quando Volano i Cormorani.* Borla, Roma.

[44] CARDINALI, F., GUIDI, G. (2013). "Dall'Assolo alla Sinfonia: l'Incontro con la Famiglia di Origine dell'Allievo." In A. CANEVARO & A. ACKERMANS (a cura di). *La Nascita di un Terapeuta Sistemico.* Borla, Roma.

[45] CARTER, E., PAPP, P., SILVERSTEIN, O., WALTERS, M. (1988). *The invisible Web: Genders Patterns in Family Relationships.* Guilford Press, New York.

[46] CECCHIN, G., LANE, G. RAY, W.A. (1993). *Irreverence: a Strategy for Therapists' Survival.* Routledge, London.

[47] CIERPKA, M. (2016) (Ed.) *Regulatory Disorders in Infants.* Springer, New York.

[48] CIRILLO, S., SELVINI, M., SORRENTINO, A.M (2011), "Il genogramma. Percorso di Autoconoscenza Integrato nella Formazione di Base dello Psicoterapeuta." Terapia Familiare, 82, pp. 5–28.

[49] CIRILLO, S., SELVINI, M., SORRENTINO, A.M. (2013) "Il coinvolgimento delle Famiglie di Origine nel Percorso di Formazione alla Psicoterapia della Scuola Mara Selvini". In A. CANEVARO & A. ACKERMANS (a cura di). *La nascita di un Terapeuta Sistemico.* Borla, Roma.

[50] CRONIN, A.J. (1943). *Adventures of a Black Bag.* The New English Library, London.

[51] D'ANDREA, A. (2003). "Le Risonanze Intergenerazionali nelle Relazioni Terapeutiche con la Famiglia Adottiva". In M. Andolfi, V. CIGOLI (a cura di). *La Famiglia di Origine.* Franco Angeli 2003.

[52] DE BERNART, R. (2019). "Immagine e Implicito." *Psicobiettivo,* Vol.39, n.1.

[53] DEVEAUX, F., LUBELL, I. (1994). "Training the Supervisor: Integrating a Family of Origin Approach". Contemporary Family Therapy: An International Journal, 16 (4) pp. 291–299.

[54] DI NICOLA, V.F. (1985). "The Acoustic Mask". *Journal of Strategic and Systemic Therapies,* 4, pp. 74–80.

[55] DI NICOLA, V.F. (1997) *A Stranger in the Family: Culture, Families & Therapy.* Norton, New York.

[56] DOHERTY, W.J. (2001). "Continuity and Diversity — A Professional Auto-biography". *Marriage and Family Review,* 3–4, pp. 49–68.

[57] DUHL, F.J., KANTOR, D., DUHL, B.S. (1973). "Learning Space and Action in Family Therapy". *Seminars in Psychiatry Journal,* 5 (2) pp.167–183.

[58] EAGLETON, T (2004). *After Theory.* Penguin, London.

[59] ECO, U. (1990). *The limit of Interpretation.* Indiana, University Press, Blomington, IN.

[60] ELKAIM, M. (1997). *If You Love Me, Don't Love Me.* Jason Aronson, New York.

[61] EMDE, R.N. (1991). "The Wonder of our Complex Enterprise: Steps enabled by Attachment and Effects of Relationships on Relationships". *Infant Mental Health Journal,* 12 (3) pp. 164–173.

[62] FALICOV, C.J. (1993). *Cultural Perspective in Family Therapy.* Aspen Corporation, Rockville, MD.

[63] FERBER, A., MENDELSHON, M., NAPIER, A. (1972). *The Book of Family Therapy.*

Jason Aronson, New York.

［64］FLASKAS, C. (2002). *Family Therapy Beyond Post-Modernism.* Routledge. London.

［65］FRAMO, J. (1992). *Family of Origin Therapy: An Intergenerational Approach.* Routledge. New York.

［66］FRANKL, V.E. (1946). *Men's Search for Meaning — An Introduction to Logotherapy.* Beacon Press, Boston.

［67］FREUD, S. (1910). "The Origin and Development of Psychoanalysis". *The American Journal of Psychology.* 21, N.2 pp. 181–218.

［68］GERMER, C.K., SIEGEL, R.D., FULTON, P.R. (2013). *Mindfulness and Psychotherapy.* Guilford Press, New York.

［69］GRITTI, P., CANEVARO, A. (1995). "Scelta Vocazionale e Identità del Terapeuta della Famiglia". *Terapia Familiare,* 49 (3) pp. 9–24.

［70］GUERIN, P.J. & PENDAGAST, E.G. (1976). "Evaluation of Family System and Genogram". In P.J. GUERIN (Ed.) *Family Therapy: Theory and Practice,* Gardner Press. New York.

［71］GURMAN, A.S., KNISKERN, D.P. (1991). *The Handbook of Family Therapy.* Routledge, New York.

［72］GUTHEIL, T.G., BRODSKY, A. (2008). *Preventing Boundary Violations in Clinical Practice.* Guilford Press, New York.

［73］HABER, R. (1990). "From Handicap to Handy-Capable: Training Therapists in Use of Self". *Family Process,* 29, pp. 375–384.

［74］HABER, R. (1994). "Response-ability: Therapist's I and Role". *Journal of Family Therapy,* 16, (3) pp. 269–284.

［75］HABER, R. (1996). *Dimensions of Psychotherapy Supervision: Maps and Means.* Norton, New York.

［76］HABER, R. (2002). "Virginia Satir: An Integrated Humanistic Approach". *Contemporary Family Therapy,* 24, (1) pp. 23–33.

［77］HABER, R., HAWLEY, R. (2004). "Family of Origin as a Supervisory Consultative Resource". *Family Process,* 43 pp. 373–390.

［78］HALEY, J. (1963). *Strategies of Psychotherapy.* Grune & Stratton, New York.

［79］HALEY, J. (1973). *Uncommon Therapy: The Psychiatric Techniques of Milton H. Erickson M.D.,* Norton, New York.

［80］HARTMAN, D., BOERGER, M. (1989). "Families of Borderline Clients: Opening the

Door to Therapeutic Interaction". *Perspective in Psychiatric Care,* Vol. 25, 3–4.

[81] HECKLER, D. (1993). *Aikido and the Warrior.* North Atlantic Books, CA.

[82] HECKLER, D. (1997). *Anatomy of Change.* North Atlantic Books, CA.

[83] HELLINGER, B. (2012). *Family Constellations Revealed.* Intra Torsten Press, Antwerp, Belgium.

[84] HILL, C, E., KNOX, S. (2002). "Self-disclosure" In J.C. NORCROSS (Ed.) *Psychotherapy Relationships that Work: Therapists Contributions and Responsiveness to Patients.* Oxford Univ. Press, New York 255–265.

[85] HOFFMAN, L. (1981). *Foundation of Family Therapy: A Contextual Framework for Systems Change.* Basic Books, New York.

[86] HORNEY, K. (1945). *Our Inner Conflicts : A Constructive Theory of Neurosis.* Norton, New York.

[87] HORNEY, K. (1951). *The Neurotic Personality of our Time.* Routledge& Kegan Paul, New York.

[88] JOURAND, S.M. (1971). *The Transparent Self.* D.Van Nostrand, New York.

[89] KABAT-ZINN, J. (2018). *The Healing Power of Mindfulness.* Piaktus, London.

[90] KAHNEMAN, D. (2011). *Thinking Fast and Slow.* Penguin Books, New York.

[91] KEITH, D. (2015). *Continuing the Experiential Approach of Carl Whitaker.* Zeig, Tucker & Theisen, Phoenix, AZ.

[92] KRAMER, C.H. (1980). *Becoming a Family Therapist.* Human Science Press, New York.

[93] LIDDLE, H.A., BREUNLIN D.C., SCHWARTZ (1988). *Handbook of Family Therapy and Supervision.* Guilford Press, New York.

[94] LINARES, J. (2001). "Does History end with Post-Modernism? Toward an Ultramodern Family Therapy". *Family Process,* 40 (4), pp. 401–412.

[95] LORIEDO, C. (1995). "L'uso del Coinvolgimento Personale del Terapeuta nella Formazione". *Terapia Familiare,* 45, (3) pp. 42–51.

[96] LUEPNITZ, D.A. (1992). "Nothing in Common but their First Names; the Case of Focault and White". *Journal of Family Therapy,* 14, 281–284.

[97] MCGOLDRICK, M., GERSON, L. (1985). *Genograms in Family Assessment.* Norton, New York.

[98] MCGOLDRICK, M., GIORDANO, J., GARCIA-PRETO, N. (2005). *Ethnicity and Family Therapy.* Guilford Press, New York.

[99] MCNEMEE, S., GERGEN, K.J. (1992) (a cura di). *Therapy as Social Construction.* Sage

Publication, London.

[100] MINUCHIN, S. (1998). "Where is the Family in Narrative Family Therapy?" *Journal of Marital and Family Therapy*, 24, (4) pp. 397–403.

[101] MINUCHIN, S., (2002). "Una coperta di Pezze per la Terapia Familiare". In M. Andolfi (a cura di). *I Pionieri della Terapia Familiare*. Franco Angeli, Milano, pp. 9–19.

[102] MINUCHIN, S., (2017) "Salvador Minuchin at 95 reflects on his Life". *The Psychotherapy Networker*, 1.

[103] MOLLICA, R. F. (2006). *Healing Invisible Wounds*. Harcourt, San Diego, CA.

[104] MONTAGANO, S., PAZZAGLI, A. (1989). *Il Genogramma. Teatro di Alchimie Familiari*. Franco Angeli, Milano.

[105] NAPIER, A.Y., WHITAKER, C.A. (1978). *The Family Crucible*. Harper & Row, New York.

[106] NHAT HANH, T. (2011). *Our True Home*. Shambhala Publ.

[107] NEFF, K. (2011). *Self-compassion*. William Morrow Publ., New York.

[108] NICHOLS, W.C., NICHOLS, D.P., HARDY, K. V. (1990). "Supervision in Family Therapy: A Decade Restudy" *Journal of Marital and Family Therapy*, 16, (3).

[109] ONNIS, L. (1996). "Emozioni e Relazioni Terapeutiche" In M. Andolfi, C. ANGELO, M. de NICHILO (a cura di). *Sentimenti e Sistemi*. Cortina, Milano.

[110] ONNIS, L. (a cura di). (2010). *Lo Specchio Interno. La Formazione Personale del Terapeuta Sistemico in una Prospettiva Europea*. Franco Angeli, Milano.

[111] ONNIS, L. (2017). *Teatri di Famiglia : La Parola e la Scena in Terapia Familiare*. Bollati Boringhieri, Torino.

[112] PAPP, P., SILVERSTEIN, O., CARTER, E. (1973). "Family Sculpting in Preventive Work with Well Families". *Family Process*, 12, (2).

[113] PILGRIM, D. (2000). "The Real Problem with Post-modernism", *Journal of Family Therapy*. 22, 6–23.

[114] PLUYMAECKERS, J. & NEVE HANQUET, C. (2008). "La Formation des Thérapeutes Familiaux et le Génogramme Paysage: un Outil de Développement Personnel et de Supervision". *Cahiers Critique de Thérapie Familiale et de Pratique de Réseaux*.

[115] ROBER, P. (1999). "The Therapist Inner Conversation in Family therapy practice". *Family Process*, 38,(2), pp. 209–227.

[116] ROBER, P. (2005). "The Therapist's Self in Dialogical Family Therapy: some Ideas about not knowing and the Therapist's Inner Conversation". *Family Process*, 44,

pp. 477–495.

[117] ROBER, P. (2017). *In Therapy Together. Family Therapy as a Dialogue.* Palgrave, London.

[118] ROBERTS, J. (2005). "Transparency and Self-disclosure in Family Therapy: Dangers and Possibilities". *Family Process,* 44 (1) pp. 45–63.

[119] ROGERS, C.R. (1961). *On Becoming a Person: A Therapist View of Psychotherapy.* Houghton Mifflin Company, Boston.

[120] ROLLER, B, NELSON, V. (1991). *The Art of Co-therapy. How Therapists work Together.* Guilford Press,New York.

[121] ROUSTANG, F. (2004). "Che fare delle Proprie Sofferenze". *Terapia familiare,* 76, pp. 5–18.

[122] SAPOSNEK, D.T. (1980). "Aikido: a Model for Brief Strategic Therapy". *Family Process,* 19 (3).

[123] SATIR, V. (1967). *Conjoint Family Therapy. A Guide to Theory and Techniques.* Sciences & Behavior Books, Palo Alto, CA.

[124] SATIR, V. (1987). "The Therapist Story". *Journal of Psychotherapy and the Family.* 3, N.1

[125] SATIR, V., BAUMENJ., GERBER, J, GOMORI, M. (1991). *The Satir Model: Family Therapy and Beyond.* Science and Behavioral Books, Palo Alto, CA.

[126] SCHEFLEN, A. (1972). *Body Language and Social Order.* Thrift Book, New York.

[127] SELVINI PALAZZOLI, M. (1963). *L'Anoressia Mentale.* Feltrinelli, Milano.

[128] SELVINI PALAZZOLI, M. (1977). *Self-starvation: from Individual to Famiy Therapy in the Treatment of Anorexia Nervosa.* Jason Aronson, New York.

[129] SELVINI PALAZZOLI, M. (1992). *Presentation at the Firts European Family Therapy Conference (EFTA),* Sorrento, Italia.

[130] SELVINI PALAZZOLI, M., BOSCOLO, L., CECCHIN, G., (1980). "Hypothesizing-Circularity-Neutrality". *Family Process,* 19, pp. 73–85.

[131] SELVINI PALAZZOLI, M., BOSCOLO, L., CECCHIN, G., PRATA, G. (1985). *Paradox and Counter-paradox. A New Model in the Therapy of the Family in Schizophenic Transactions.* Jason Aronson, New York.

[132] SELVINI PALAZZOLI, M., CIRILLO, S., SORRENTINO, A.M. (1989). *Family Games: General Models of Psychotic Processes in the Family.* Norton, New York.

[133] SELVINI PALAZZOLI, M., RUSCONI, S. (1970). "Il transfert nella Co-terapia

Intensiva della Famiglia". *Rivista di Psicologia Analitica*, 1, (1) pp. 150–170.

[134] SHON, D.A. (1983). *The Reflective Practitioner: How Professionals think in Action.* Basic Books, New York.

[135] SORRENTINO, A.M. (2008). "Il Genogramma come Strumento Grafico per Ipotizzare il Funzionamento Mentale del Paziente". *Terapia Familiare*, 88, pp. 59–92.

[136] SPEED, B. (1991). "Reality exist OK? An argument against Costructivism and Social Constructionism". *Journal of Family Therapy*, 13, pp. 395–409.

[137] STANISLAVSKI, K.S. (1984). *The Stanislavski System — The Professional Traning of an Actor.* Penguin Books, New York.

[138] STERN, D. (1995). *Motherhood Constellation: A Unified View of Parent-Infant Psychotherapy.* Basic Books, New York.

[139] STERN, D. (2004). *The Present Moment in Psychoterapy and Everyday Life.* Norton, New York.

[140] STERN, D. (2010). *Form of Vitality: Exploring Dynamic Experiences in Psychology, the Arts, Psychotherapy and Development.* Oxford University Press, New York.

[141] TAMBELLI, R., ZAVATTINI, G.C. (1996). "La Famiglia Rappresentata", *Interazioni,* 1,7 pp. 161–166.

[142] TIMM, T.M., BLOW, A. (1999). "Self of the Therapist Work" *Contemporary Family Therapy,* 21 (3) pp. 331–349.

[143] TOLLE, E. (1997). *The Power of Now: A Guide to Spiritual Enlightment.* Namaste Publishing. Vancouver, Canada.

[144] UESHIBA, M. (2005). *The Art of Peace.* Shambhala Publ., Boston.

[145] VAN CUTSEM, C., ACKERMANS, A., CARLIER, C., LAURENT, M., LIETAERT, C., STOKEBRAND, B. (2013). "La Famiglia di Origine, la Prima Famiglia del Terapeuta in Formazione" In A. CANEVARO & A. ACKERMANS (a cura di). *La Nascita di un Terapeuta Sistemico.* Borla, Roma.

[146] VAN DER KOLK, B. (2014). *The Body Keeps the Score: Mind, Brain and Body in the Transformation of Trauma.* Penguin Random House, New York.

[147] VERNON, V.C., TURNER, J.E. (1978). "Through the Looking Glass: Supervision in Family Therapy". *Social Casework,* 59, pp. 131–137.

[148] VIARO, M. (2006). "Formazione Sistemica e Visione Professionale". *Terapia Familiare,* 82, pp. 15–45.

[149] VON FOERSTER, H. (1981). *Observing Systems.* Intersystem Publications, Seaside,

CA.

[150] WALSH, F. (1982). *Normal Family Processes.* Guilford Press, New York.

[151] WATZLAWICK, P., JACKSON, D.D., BEAVIN, J. (1967). *Pragmatic of Human Communication.* Norton, New York.

[152] WINNICOTT, D.W. (1965). *The Child, the Family and Outside World.* Penguin, New York.

[153] WHITAKER, C.A. (1975). "Psychotherapy of the Absurd. With a special emphasis on the Psychotherapy of Aggression" *Family Process*, Vol. 14 (1) pp. 1–16.

[154] WHITAKER, C.A. (1989). *Midnight Musings.* Norton, New York.

[155] WHITAKER, C.A., SIMONS, J (1994). "The Inner Life of the Therapist" In M. Andolfi, R. HABER (Eds.) *Please, Help Me with this Family: Using Consultants as Resources in Family Therapy.* Brunner/Mazel, New York.

[156] WHITE, M., EPSTON, D. (1989). *Literary Means to Therapeutic Ends.* Dulwich Centre Publications, Adelaide, SA.

[157] WILLIAMSON, D.S. (1982). "Personal Authority via Termination of the Intergenerational Hierarchical Boundary: A new Stage in the Family Life Cycle." *Journal of Marital and Family Therapy,* Vol.7 (4) pp. 441–452.

[158] WILLIAMSON, D.S. (1991). *The Intimacy Paradox.* Guilford Press, New York.

[159] WONG, L., WONG, P. & ISHIYAMA, I. (2012). "What Helps and What Hinders in Cross-cultural Supervision: A Critical Incident Study". *The Counseling Psychologist,* 1.

[160] YALOM, I, D. (1980). *Existential Psychotherapy.* Basic Books, New York.

[161] YALOM, I.D. (2002). *The Gift of Therapy.* Harper Perennial, New York.

[162] YALOM, I.D. (2017). *Becoming Myself: A Psychiatrist Memoir.* Basic Books, New York.

[163] ZUR, O. (2007). *"Self-disclosure". Boundaries in Psychotherapy: Ethical and Clinical Explorations.* American Psychological Association, pp. 149–165.